Alexander Kobs

Yoga-Reinigung
Shatkarma

Entgiften und verjüngen
mit Yoga und Ayurveda

W0057350

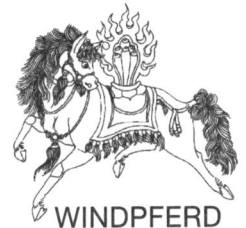

WINDPFERD

Wichtiger Hinweis:
Die Inhalte dieses Buches machen die Betreuung durch einen Arzt, Heilpraktiker oder Psychotherapeuten nicht überflüssig, wenn ein Verdacht auf eine Gesundheitsstörung besteht.
Die vorgestellten Informationen sind nach bestem Wissen und Gewissen dargestellt. Autor sowie Verlag übernehmen keine Haftung für jegliche Schäden aus dem richtigen oder unrichtigen Gebrauch der in diesem Buch vorgestellten Methoden. Diese sind lediglich zur Information und zur Weiterbildung für Interessierte gedacht.

Alexander Kobs, Jahrgang 1960, begegnete dem Yoga Ende der Achtzigerjahre und widmete bereits zwei Jahre später sein Leben der yogischen Lebensphilosophie. Er ist sowohl Yogalehrer, Buchautor sowie auch in der Ausbildung künftiger Yogalehrer tätig.

Kontakt:
E-Mail: kobs@yogareinigung.de
Internet: www.yogareinigung.de

Windpferd Taschenbuch
10000

2. Auflage 2012

Vollständige Taschenbuchausgabe
der im Windpferd Verlag erschienenen Erstausgabe
Shatkarma – Die Geheimnisse der Yoga-Reinigung

WINDPFERD**TB** ist ein Imprint der
Windpferd Verlagsgesellschaft mbH

© 2005 Windpferd Verlagsgesellschaft mbH, Oberstdorf
Alle Rechte vorbehalten
Umschlaggestaltung: KplusH Agentur für Kommunikation und Design, CH-Amden, unter Verwendung einer Illustration von Shutterstock
Fotos auf den Seiten 29, 41, 43, 61, 66, 68 und 97 aus: Yogic Suksma Vyayama, Dhirendra Yoga Publications, Vishwayatan Yogashram, New Delhi
Abdruck mit freundlicher Genehmigung
Zeichnungen: D. Niemann, Peter Ehrhardt (Seite 43)
Satz und Layout: Marx Grafik & ArtWork
Druck: Himmer AG, Augsburg

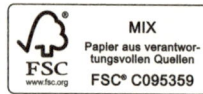

MIX
Papier aus verantwortungsvollen Quellen
FSC
www.fsc.org   FSC® C095359

Printed in Germany
ISBN 978-3-86410-000-0
www.windpferd.de

Inhalt

Vor Ihnen liegt ein Wegweiser und Wegbegleiter über die Geheimnisse der Yoga-Reinigung (Shatkarmas). Viele Jahrhunderte lang wurden diese Techniken ausschließlich vom Lehrer an den Schüler weitergegeben. Heute sind sie allen Menschen frei zugänglich. Beschrieben werden sie u. a. in der „Hatha Yoga Pradipika ", einem Grundlagenwerk des Hatha-Yoga aus dem 15. Jahrhundert nach Christus, und zu meiner großen Freude im nachfolgenden Werk von Alexander Kobs. In klarer Ausdrucksform, mit Indikation und Kontraindikation versehen, beschreibt Alexander Kobs die sechs Shatkarmas. Er hält sich dabei sehr nah an dem Text aus der Hatha Yoga Pradipika . Durch seine jahrelange eigene Erfahrung im Umgang mit diesen geheimen Reinigungstechniken werden die Übungen westlichen Lesern authentisch nahegebracht. Diesem Buch liegen lange und tiefe Erfahrungen zugrunde. Sie vertrauen sich einem Praktiker an, der viele Male an sich und anderen erlebt und erprobt hat, wovon er schreibt.

Eine weitere Besonderheit dieses Buches ist die Beschreibung der ayurvedischen Grundprinzipien zur Verjüngung und die Lehre von den Energiezentren (Chakren), dargestellt von einem Yogalehrer mit Leib und Seele. Praktische Hinweise zur gesunden Ernährung sind sofort umsetzbar. Sie bestärken einen Neuanfang für Körper, Geist und Seele.

Zu meiner großen Freude verweist Alexander Kobs auf andere spirituelle Schriften, wie z. B. dem Friedensevangelium der Essener, der Bhagavadgita und der Charaka Samitha. Dadurch ist sein Buch viel mehr als ein praktischer Ratgeber. Es bekommt eine große spirituelle Aussagekraft.

Diejenigen, die unter Anleitung von Alexander Kobs diesen Weg bereits gegangen sind, diejenigen, die ihn seit Jahren kennen und diejenigen, die sich als Leserin und Leser dieses Buches von ihm auf dem Weg begleiten lassen, wünsche ich einen reichen Erfahrungsschatz.

Bernd Bachmeier,
Yogaschule Braunschweig*

* Bernd Bachmaier ist Yogalehrer BDY/EYU, Leiter der Yogaschule Braunschweig und Autor der Bücher „Fasten und Yoga" Klarheit für Körper, Seele und Geist, Aurum-Verlag, Januar 1992 und „Selbstständig als Yogalehrer/in", Verlag interna, Mai 2011.

1. Einleitung

In unserer hoch technisierten und schnelllebigen Zeit gibt es sehr gute Gründe, sich wieder mit den Jahrtausende alten Reinigungstechniken des Yoga, die auf ayurvedischen Prinzipien beruhen, zu beschäftigen. Trotz aller Fortschritte der Medizin stehen wir am Scheideweg im heutigen Gesundheitswesen. Die Zunahme chronischer Krankheiten und die finanziellen Belastungen unseres „Krankheitssystems" führen uns zurück zu natürlichen und alternativen Methoden, die einfach erlernbar und zudem kostengünstig sind. Jedoch noch bedeutsamer erscheint mir, dass Menschen wieder aktiv Verantwortung für ihre Gesundheit und damit für das eigene Leben übernehmen.

Aktive, individuelle Gesundheitsvorsorge ist lebenswichtig, um auch im hohen Alter seine Kraft und Energie sinnvoll und nutzbringend für sich und andere einzusetzen. Aber genauso wichtig ist das Heute: Das moderne und oftmals stressige Berufs- und Alltagsleben heil und gesund zu überstehen, ist für viele von uns eine Kunst geworden. Dafür ist die grundsätzliche Bereitschaft notwendig, eigene Ernährungs- und Lebensgewohnheiten zu überdenken und gegebenenfalls schrittweise zu verändern.

Wer nur einige der in diesem Buch beschriebenen Reinigungsübungen in den Alltag integriert, kann viel für die Erhaltung und Förderung seines geistigen und körperlichen Wohlbefindens tun. Sowohl Anfänger als auch Fortgeschrittene im Yoga werden „ihre" Übung finden, und Freunde des Ayurveda können einige neue Anwendungsmöglichkeiten der Reinigung entdecken.

„Gesundheit als Weg" – mit diesem Motto lade ich Sie ein, Ihre persönlichen Erfahrungen mit den Reinigungsübungen des Yoga zu machen. Ich wünsche Ihnen Spaß, Ausdauer, und viel Erfolg damit.

Herzlichst,
Ihr Alexander Kobs

2. Mein Weg mit der Yoga-Reinigung

Mein Weg mit Yoga begann 1988. Knapp 28 Jahre alt, war dies keine gute Zeit für mich. Beruflich war ich in einer Sackgasse angekommen; zudem machten emotionelle und gedankliche Probleme mir sehr zu schaffen. Ich trank (zuviel), meine Ess- und Schlafgewohnheiten waren eine einzige „Katastrophe". Ich ging buchstäblich wie ein alter Mann durch Leben – gebeugt, mutlos und ohne Selbstvertrauen. So konnte es nicht weitergehen – wie es besser gehen sollte, wusste ich allerdings auch nicht.

Auf Empfehlung einer Freundin kam ich zu meiner ersten Yoga-Lehrerin Ellen Hammerström, deren körper- und atemorientiertes Übungsprogramm mir sehr gut tat. Unter anderem unterrichtete sie mich in der wechselseitigen Nasenatmung namens *Nadi Shodanam,* einer Reinigungsübung für das Energiesystem meines Körpers.

Diese leichte Übung half mir enorm, mehr ins Gleichgewicht zu kommen. Meine Probleme in der Außenwelt hatten sich nicht geändert, aber innerlich konnte ich besser damit umgehen. Ich schlief besser, trank weniger Alkohol und wurde emotional stabiler. Nach sechs Monaten war ich nicht wieder zu erkennen; eine Freundin fragte ernsthaft, ob ich „gewachsen" sei. Ich hatte gelernt, wieder aufrecht zu gehen.

Diesem ersten Schritt folgten bald weitere. Bei einem Yoga-Urlaub in der Schweiz lernte ich die Komplettreinigung des Verdauungstraktes und die Nasenwäsche kennen, was mir eine bis dahin unbekannte Leichtigkeit und Klarheit brachte. Langsam entstand in mir der Wunsch, mehr über Yoga zu erfahren und zu lernen.

Ich kündigte 1990 meine Stelle, verließ meine Heimatstadt Berlin und lebte und arbeitete für vier Jahre in den Yoga-Zentren des Himalaja Institutes für Yoga-Wissenschaft und Philosophie e. V. in Deutschland und in den USA. Dort lernte ich weitere Reinigungstechniken kennen und in ihren vielfältigen Wirkungen schätzen.

Seit nun über 20 Jahren gebe ich das Wissen um *Shatkarma* – den sechs Reinigungstechniken des Yoga – in Einzelarbeit, Gruppenunterricht und Yoga-Lehrerausbildungen weiter.

3. Wirkungen der Yoga-Reinigungstechniken (Shatkarma)

Mein amerikanischer Freund und Zimmernachbar Earl war für den großen Maschinenpark meines Yoga-Institutes verantwortlich. Als er mein beginnendes Interesse für Yogareinigung bemerkte, meinte er einmal zu mir: „Maschinen gehen nicht kaputt weil sie alt sind, Maschinen gehen kaputt wenn sie nicht gereinigt werden".

In seinen Worten steckte viel Wahrheit und Erfahrung. Unser Körper ist ein biologisches Wunderwerk. Auf der einen Seite sehr stark und robust, manchmal aber auch sehr anfällig. Die Ansammlung von Verunreinigungen stört den reibungslosen Lauf der biologischen Vorgänge in uns und fördert Unwohlsein, Beschwerden und Krankheiten. Regelmäßig durchgeführte Reinigung hält gesund, damit wir unsere Lebensaufgabe besser erfüllen können. Dies ist der *erste wichtige Grund* für Reinigung.

Der zweite Grund für regelmäßige Reinigung heißt Ernährung. Beide gehören zusammen wie die zwei Seiten einer Münze. Optimale Reinigung bewirkt, dass Nahrung und die darin enthaltenen Vitalstoffe besser vom Körper aufgenommen, verwertet und ausgeschieden werden. Wie und wann wir Nahrung zu uns nehmen, hat wiederum entscheidenden Einfluss auf das Ausmaß von Verunreinigungen bzw. den Reinigungsbedarf. Daher ist wichtig, beiden Aspekten gleich viel Beachtung zu schenken.

Zu alter Zeit wurde ein Yoga-Schüler nicht sofort beim Eintritt in die Yoga-Schule *(Ashram)* in die tiefsten Geheimnisse des Yogas eingeweiht. Zunächst wurden ihm intensive Reinigungstechniken aufgetragen, um für fortgeschrittene Meditations- und Energieübungen *(Pranayama)* vorbereitet zu sein.

Durch die Reinigung des Körpers werden Energieblockaden beseitigt und die Energiebahnen *(Nadis)* wieder frei. Die Energiezentren *(Chakren)* werden aktiviert und Energie kann wieder ununterbrochen für *Pranayama* und Meditation fließen. Damit kommen wir **zum dritten Grund** für Reinigung: Die *Shatkarmas* geben uns zusätzlich starke Energie, Vitalität und Kraft; nicht nur allein auf physischer Ebene, sondern auch mental. Sie fördern Willenskraft, Entscheidungsfähigkeit, ein „gesundes" Ego und Selbstbewusstsein – Eigenschaften, die wir in einer Leistungsgesellschaft hervorragend brauchen können.

Ein weiterer Aspekt ist eher spiritueller Natur. Ein wesentliches Ziel des Yoga ist das Erleben einer ruhigen und friedlichen Meditation. In der Meditation treten allerdings Probleme und Verunreinigungen unseres Körpers und Bewusstseins sehr störend in den Vordergrund. Je mehr wir im Laufe des Lebens auf unser Bewusstsein und unseren Körper achten, desto sensibler reagieren wir auf diese Störungen.

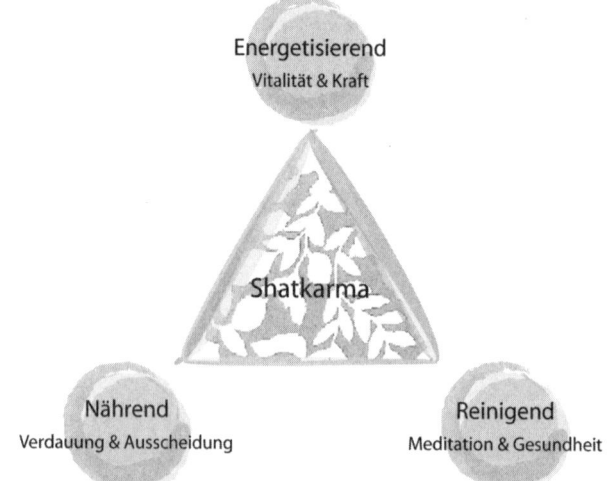

Abbildung 1: Die Wirkungen der Yoga-Reinigungstechniken

4. Grundlagen des Ayurveda und des Yoga

Vor der Reinigung stellt sich die Frage, *was* wir aus unserem Körper entfernen. Was gibt es für belastende Substanzen, die Ungleichgewicht und Beschwerden verursachen? Wo gibt es diese Ungleichgewichte? Welches sind unsere normalen Ausscheidungswege, die gestärkt werden können? Und wie wird unsere Energie davon beeinflusst?

Bevor wir also mit den praktischen Übungen beginnen, werden wir uns kurz den theoretischen Grundlagen von Ayurveda und Yoga zuwenden.

Yoga und Ayurveda werden oft als „Schwesterwissenschaften" bezeichnet. Beide haben das Ziel, Krankheit und Elend zu beseitigen sowie körperliche und geistige Gesundheit wieder herzustellen, zu erhalten und zu fördern. Dabei werden trotz vieler Übereinstimmungen unterschiedliche Zielrichtungen verfolgt. Obwohl Ayurveda-Texte wie die *Charaka Samhita* beschreiben, wie ayurvedische Therapien auf körperlicher, mentaler und spiritueller Ebene helfen, steht insbesondere im Westen tendenziell die physische Behandlung von Krankheiten im Vordergrund. Auch dem Wellnessgedanken wird hier viel Beachtung geschenkt.

Yoga hingegen ist ein System, das sich mehr auf spirituelle und mentale Entwicklung ausrichtet. Durch Reinigung des physischen und feinstofflichen Körpers wird Gesundheit angestrebt, um tiefe und friedvolle Konzentration und Meditation zu erreichen, ohne Ablenkung durch körperliche Krankheit und Beschwerden.

Beide Wissenschaften weisen in ihren Grundlagen und Reinigungsübungen *(Panchakarmas und Shatkarmas)* aber durchaus Gemeinsamkeiten auf. In den Quellentexten des Yoga werden

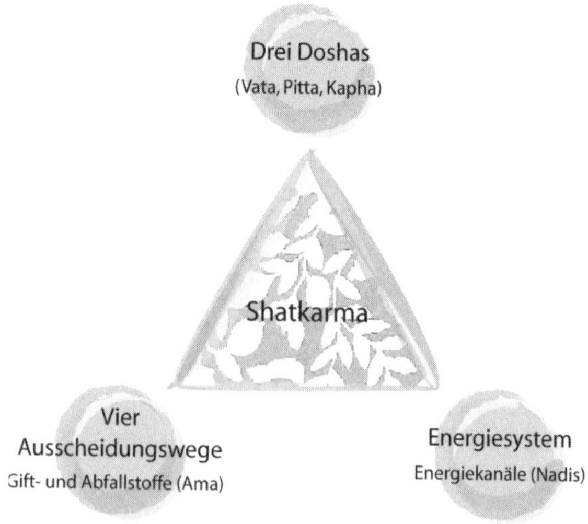

Drei Doshas
(Vata, Pitta, Kapha)

Shatkarma

Vier Ausscheidungswege
Gift- und Abfallstoffe (Ama)

Energiesystem
Energiekanäle (Nadis)

Abbildung 2: Die Grundlagen der Yoga-Reinigungstechniken

Fachbegriffe aus der ayurvedischen Gesundheitslehre (wie z. B. die *drei Doshas)* verwendet. Im Ayurveda ist durch die medizinisch orientierten Therapien und den gezielten Einsatz von Kräutern, Metallen und Ölen ein erfahrener ayurvedischer Arzt unabdingbar. Dieser verordnet dem Patienten eine individuelle Reinigungs- und Verjüngungskur – entsprechend seines Konstitutionstyps sowie seinen gesundheitlichen Problemen – mit einer auf ihn zugeschnittenen Therapie.

Die Yoga-Reinigungstechniken erfordern hingegen nicht das jahrelange Studium, das ein ayurvedischer Arzt benötigt. Die meisten der *Shatkarmas* sind leicht zu erlernen und durchzuführen – vorausgesetzt dass ein erfahrener Yoga-Lehrer die Übung sauber erklärt. Sie besitzen außerdem einen stark präventiven Charakter. Ein ayurvedischer Arzt behandelt bereits bestehende Krankheiten und Ungleichgewichte, währenddessen die *Shatkarmas* tendenziell der Gesundheitsvorsorge dienen. Sie sind außerdem im Vergleich zu mehrwöchigen Ayurvedakuren sehr kostengünstig.

5. Die drei Doshas – Vata, Pitta, Kapha

„Wenn übermäßig viel Fett und Schleim vorhanden sind, übe die Shatkarmas, bevor du mit Pranayama beginnst. Andere Menschen, bei denen die drei Doshas (Schleim, Gase und Galle) im Gleichgewicht sind, sollten diese Reinigungstechniken nicht üben."

Hatha Yoga Pradipika, Kap. 2, Vers 21

In den ayurvedischen und yogischen Schriften findet sich eine Einteilung, die der westlichen Gesundheitslehre unbekannt ist – die Lehre der *drei Doshas.*

Diese *drei Doshas* werden unterschiedlich definiert: entweder zur Bestimmung des individuellen Konstitutionstyps, oder als Körperfunktion bzw. als vorherrschendes Endprodukt eines physiologischen Vorgangs im Körper. Vereinfacht gesagt: Ein dynamisches Gleichgewicht dieser drei Prinzipien im Menschen *(Tridoshas)* bedeutet einen Zustand von erstrebenswerter und optimaler Gesundheit.

Im Zusammenhang mit den Reinigungstechniken des Yoga wird in der *Hatha Yoga Pradipika* von Schleim *(Kapha),* Gasen *(Vata),* Galle und Säuren *(Pitta)* gesprochen. Diese Substanzen kommen in verschiedenen Teilen des Körpers vor. Anbei einige Beispiele:

- *Kapha* als schleimiges Endprodukt finden wir hauptsächlich im oberen Teil des Magens sowie in den Lungen

- *Pitta* befindet sich als Galle und Säure im unteren Teil des Magens und im Zwölffingerdarm

- *Vata* ist zum Beispiel in Form von Gasen im Dickdarm lokalisiert.

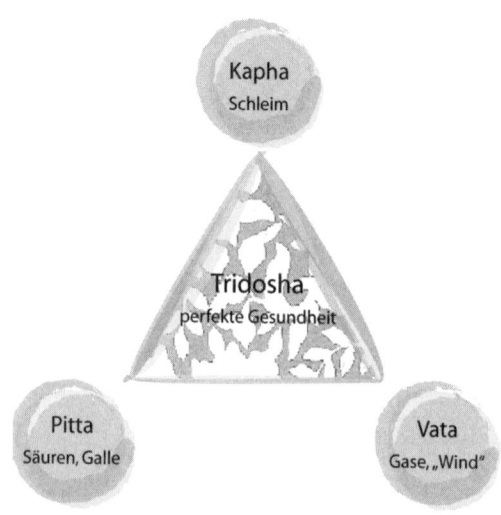

Abbildung 3: Das Gleichgewicht der drei *Doshas* – *Tridosha*

Idealerweise sind die drei *Doshas* miteinander in dynamischer Balance. Dann ist es nicht notwendig, die Reinigungsübungen zu praktizieren. Dies ist leider nur selten der Fall. Oft ist ein Ungleichgewicht vorhanden und ein *Dosha* ist vorherrschend. Hierzu einige Beispiele:

- Ein Überschuss an *Kapha* wird z. B. bei akuter Erkältung in Form massiver Schleimbildung produziert. Diese große Schleimmenge wird teilweise aus der Nase ausgeschieden (wenn möglich!). Der Hauptteil geht aber über die Speiseröhre in den Magen. In der ayurvedischen Gesundheitslehre bedeutet dies, dass das Feuerelement und das Verdauungsfeuer *(Agni)* gedämpft werden. Das Immunsystem erfährt eine weitere Schwächung. Nase und Nebenhöhlen bleiben verstopft und die Erkältung kann in die Lunge hinabwandern.

- Ein Zuviel an *Pitta* äußert sich z. B. in starker Magensäurebildung mit Sodbrennen und Gastritis. Eine starke Neigung zu jeglichen Entzündungen ist vorhanden.

- Starke Gasbildung, z. B. in Form von Blähungen ist bei überschießendem *Vata* möglich.

In den vorher beschriebenen Fällen helfen die *Shatkarmas* schnell und effektiv, wie auch die *Hatha Yoga Pradipika* beschreibt:

> „Durch die Übung der sechs Reinigungstechniken (Shatkarmas) werden extreme Schwankungen der Doshas ins Gleichgewicht gebracht. Dann werden die Energieübungen (Pranayama) erfolgreich ohne Anstrengung geübt."
>
> Hatha Yoga Pradipika, Kap. 2, Vers 36

Besonders eine erhöhte Schleimbildung wird von einem Yogi als hinderlich betrachtet, wenn sie den freien Fluss der Atmung beeinträchtigt und *Pranayama* erschwert oder sogar unmöglich macht. *Pranayama,* das Arbeiten und Üben mit der Lebensenergie des Menschen, wird vor allem mit der Atmung praktiziert.

6. Unser Energiesystem – Nadis und Chakren

Für die asiatische Heilkunst ist das Arbeiten mit der eigenen Lebensenergie *(Prana)* nichts Ungewöhnliches. Im westlich-medizinischen Denken gibt es kein entsprechendes Äquivalent und das Konzept einer sogenannten Lebensenergie wird eher skeptisch betrachtet. Dennoch werden darauf basierende Therapieformen wie Akupunktur, *Shiatsu* oder Homöopathie immer beliebter und werden von Schulmedizin und Krankenkassen mehr und mehr anerkannt (wenn leider auch oft nicht bezahlt).

In der yogischen Literatur findet sich ebenfalls ein solches Energiekonzept. *Prana* fließt durch 72.000 feinstoffliche Energiekanäle *(Nadis)*, die mit dem physischen Körper verwoben sind. Diese *Nadis* sind nicht physischer Natur und sind nicht mit unserem westlich-akademischen Vokabular definierbar, aber sie werden oft mit den Meridianen der Akupunktur und des *Shiatsu* verglichen. Die *Nadis* entspringen nahe unserem Bauchnabel und verteilen sich von dort durch den ganzen Körper. Obwohl – unabhängig von seiner Größe – jeder einzelne Energiekanal eine bestimmte Bedeutung hat, werden meistens nur drei Hauptenergieströme im Yoga beschrieben: *Ida, Pingala* und *Sushumna*.

Diese drei bedeutenden *Nadis* entspringen dem Ende der Wirbelsäule. *Ida* und *Pingala* laufen spiralförmig entlang der Wirbelsäule hoch, bis sie sich an den jeweils entgegengesetzten Nasenflügeln treffen (*Ida* am linken Nasenflügel, *Pingala* am rechten Nasenflügel). *Sushumna* wandert direkt gerade die Wirbelsäule hoch. Im Laufe ihres Weges begegnen sich die Wege dieser Energiekanäle mehrmals. An diesen Kreuzungspunkten befinden sich die sogenannten Chakren

(Energiezentren oder -räder). Diese Punkte sind von hoher „Energiedichte" gekennzeichnet. Blockaden in einem dieser Chakren bedeuten, dass der Strom der Energie nach „oben" nicht weiter fließen kann.

Die *Nadis* werden durch bestimmte Reinigungstechniken gereinigt und gestärkt. *Shatkarma* kann aber auch enorme Wirkungen direkt auf die Chakren haben. Nach Ansicht des Yogis Pandit Rajmai Tigunait, spiritueller Leiter des Himalayan Institute of Yoga Science and Philosophy, steht die Mehrzahl der Krankheiten von heute – egal ob physisch oder psychosomatisch – in Beziehung zu der unteren Hälfte unseres Körpertorsos und damit in Beziehung zu den drei unteren Chakren. Dort entfalten *Agni Sara* und *Nauli* ihre Wirkung. Um diese Reinigungstechniken vollständig zu verstehen, ist es notwendig, an dieser Stelle vorab einen genauen Blick auf die komplexe Welt dieser drei Energiezentren zu werfen.

7. Die drei unteren Chakren

Stellen wir uns in Gedanken die Wirbelsäule als einen Stab vor. Die Chakren befinden sich innerhalb der Wirbelsäule, entlang einem der drei Hauptenergiekanäle *(Sushumna)*. Um diesen Stab herum winden sich in mehreren Schleifen die beiden anderen Hauptnadis *Ida* und *Pingala*. An sechs Berührungspunkten treffen sich die *Nadis,* ausgehend vom Perineum im Beckenbereich bis zum verlängerten Rückenmark im Gehirn. Dies sind die sechs unteren Chakren. An der „Krone des Kopfes", also am Scheitel befindet sich das siebte Chakra. Das erste und „primitivste" Chakra befindet sich am Ende der Wirbelsäule, das zweite auf der Höhe der Genitalien, das dritte knapp unterhalb des Nabels, das vierte auf der Ebene des Herzens, das fünfte in der Kehle, das sechste zwischen den Augenbrauen, und das siebte am höchsten Punkt des Scheitels am Kopf.

Es gibt noch „*Nebenchakren*", die aber in der Yoga-Philosophie weniger Beachtung als die sieben *Hauptchakren* finden. Die Energiezentren liegen exakt in einer vertikalen Linie übereinander, wenn man mit geradem Rücken sitzt. Dies ist ein wichtiger Grund, in der Meditation eine aufrechte Sitzhaltung einzunehmen.

Das Wort *Chakra* stammt aus dem Sanskrit und bedeutet „Rad". Alle Energiewirbel sind in Bewegung. Entsprechend der Yoga-Philosophie ist das „höchste" dieser Chakren verbunden mit den höchsten Bewusstseinszuständen, die ein Mensch erreichen kann, während die unteren Chakren mehr und mehr an animalischer und instinktbasierter Qualität zunehmen. Jedes Chakra besitzt eine komplexe Struktur und steht in Beziehung zu vielen äußeren und inneren Aspekten

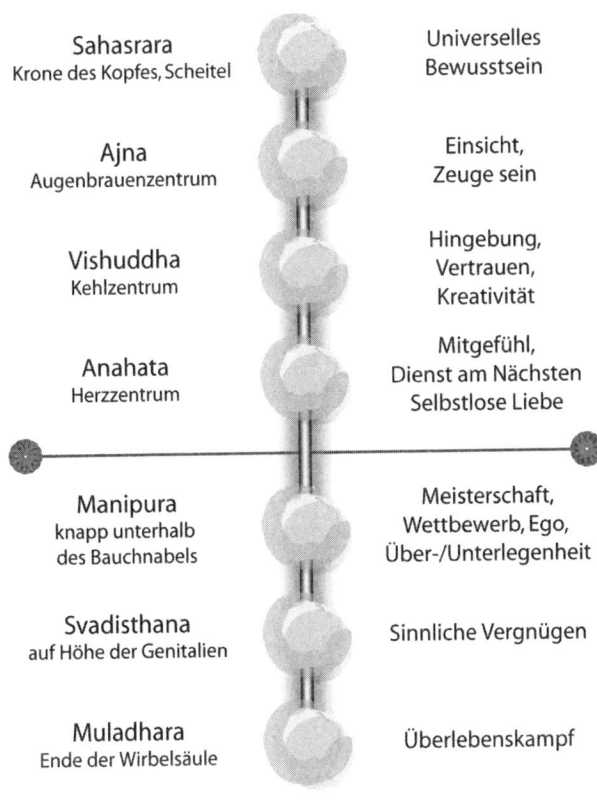

Sahasrara Krone des Kopfes, Scheitel	Universelles Bewusstsein
Ajna Augenbrauenzentrum	Einsicht, Zeuge sein
Vishuddha Kehlzentrum	Hingebung, Vertrauen, Kreativität
Anahata Herzzentrum	Mitgefühl, Dienst am Nächsten Selbstlose Liebe
Manipura knapp unterhalb des Bauchnabels	Meisterschaft, Wettbewerb, Ego, Über-/Unterlegenheit
Svadisthana auf Höhe der Genitalien	Sinnliche Vergnügen
Muladhara Ende der Wirbelsäule	Überlebenskampf

Abbildung 4: Die sieben Chakren

dieser Welt – physisch, physiologisch und mental. Es ist ein Bewusstseinszentrum, in welchem Gedanken, Gefühle, Energie und psychologische Reaktionen ihren Ursprung haben, und wo wir Energien bewusst fokussieren können. Chakren sind aber auch Integrationspunkte mit diversen inneren archetypischen Themen, Bedeutungen und Polaritäten. Auf physischer und physiologischer Ebene sind die Energiezentren mit den Drüsen und Hauptorganen in dem jeweiligen Körperbereich verwoben und beeinflussen diese. Um dieses

Netzwerk anschaulich zu verdeutlichen, beginnen wir mit der Untersuchung der Ebenen des untersten Chakras – *Muladhara-Chakra,* auch Wurzelzentrum genannt.

Das *Muladhara-Chakra*, das erste Chakra, liegt am Steißbein – dem untersten Ende der Wirbelsäule. Auf dieser Basis ruht das Chakrensystem. Energetische Ungleichgewichte und Störungen an dieser Stelle können das Leben negativ beeinflussen. Ausgeglichenheit und solide Stärke schaffen ein gutes Fundament, unser Dasein positiv und angstfrei zu gestalten.

Auf psychologischer Ebene ist das Wurzelzentrum mit den elementarsten Überlebensthemen des Menschen verknüpft. Stärkste Gefühle der Angst, des permanenten Krieges und Terrors, das Streben nach physischer Selbsterhaltung und eine Art von Dschungelmentalität („Fressen und Gefressenwerden") finden wir hier, stark verbunden mit dem Thema des körperlichen Überlebens. Gefühls- und Erlebniswelt ist von ständig gespannter Wachsamkeit zur individuellen Selbsterhaltung geprägt – nur der Stärkste kann überleben! Das zwingt dazu, die Umwelt konstant nach Bedrohungen zu beobachten. Das vorherrschende Gefühl ist nicht unbedingt das Gefühl eines kommenden Verlustes, sondern die drohende totale Vernichtung und Auslöschung der eigenen Existenz.

Die hier fokussierte Energie wird zur Bewältigung dieser Themen verbraucht und steht für weiterführende Ziele im Leben nicht zur Verfügung. Diese Energie ist nicht unter bewusster persönlicher Kontrolle, da sie zumeist in Verbindung mit automatisch ablaufenden Prozessen des autonomen Nervensystems eingesetzt wird (wie beispielsweise der Kampf- oder Fluchtreaktion bei Stress).

Die Polarität liegt einerseits in der ständigen Angst, verfolgt, angegriffen, und verletzt zu werden sowie andererseits in der Bereitschaft, andere selbst aggressiv anzugreifen und nach „Beute" zu suchen. Damit finden wir „animalische" Verhaltensmuster in diesem Chakra.

Physiologisch gesehen ist ein beobachtetes Stressphänomen bei bedrohten Tieren die spontane Entleerung des Darms (Defäkation). So kann das Tier besser in einer Kampf- oder Flucht-reaktion agieren. Wenn sie sich intensiv fürchten, werden sie sich mehrmals entleeren. Bei manchen Menschen ist Durchfall vor einer bedrohlichen Situation eine oft auftretende Reaktion. Bei Menschen, die eine solche primitive, ursprüngliche Angst erfahren, treten eventuell Darmprobleme auf. Wenn sich dieses starke Angstgefühl durch das Leben zieht, können sich Krankheiten wie chronische Darmentzündung oder chronischer Durchfall entwickeln.

Es mag merkwürdig erscheinen, dass die beschriebenen Bewusstseinszustände des ersten Chakras, die im Grunde zu primitiven Kulturen gehören, in unserer modernen Gesellschaft eine große Rolle spielen sollen. Aber bei einem Blick in die Tageszeitungen finden wir viele Nachrichten über Krieg, Vertreibung, Mord, Vergewaltigung und Gewaltverbrechen in jeglicher Form. Viele Frauen haben Angst, Nachts überfallen zu werden. An unseren Schulen findet sich eine deutliche Zunahme der physischen Gewalt gegenüber Mitschülern und Lehrern. In unseren „Unterhaltungsprogrammen" wird ständig Brutalität gezeigt – Monster, Mutanten und Serienkiller en masse. Deshalb ist es nicht verkehrt anzunehmen, dass die Beschäftigung mit dem Thema Aggression und Überleben in unserer Gesellschaft durchaus seine Berechtigung hat.

Im zweiten Chakra, dem *Svadisthana-Chakra,* finden wir ein komplett anderes Geflecht von Themen und Polaritäten. Der permanente Wunsch nach sinn- und lustvollen Erfahrungen und Vergnügungen jeder Art steht im Vordergrund des Genitalchakras. Die Erfüllung dieser Wünsche – z. B. nach Essen, Trinken, Musik und die Beschäftigung mit sexuellen Themen, um nur einige wenige zu nennen – beschäftigen diese Person ständig. Man sucht angenehme Erfahrungen und versucht unangenehme zu vermeiden. Alles andere verliert an Bedeutung und wird sekundär. Andere Menschen werden eher als sexuelle Objekte der Begierde gesehen und weniger als Gefährten, Freunde und Partner. Wider besseren Wissens darüber, was einem gut und nicht gut tut, werden ständig schädigende

Verhaltensweisen wiederholt – unabhängig davon, ob man sich selbst oder andere in Mitleidenschaft zieht.

Im Versuch, bereits erlebte sinnliche Erfahrungen mit Dingen, Personen oder Situationen so oft wie möglich zu wiederholen, entstehen Abhängigkeit, Sucht und Stress, die aus einem Angstgefühl heraus entstehen. Diese Angst beruht auf der Furcht, das Gewünschte nicht zu erhalten, und wenn man es erlangt hat auf der Furcht, es wieder zu verlieren. Eine volle Freude im „Hier und Jetzt" ist kaum möglich. Das „Objekt der Begierde" bringt daher nur kurzzeitige Befriedigung. Mit fortschreitender Wiederholung nimmt der Reiz daran ab, und es muss nach neuen Zerstreuungen gesucht werden.

All dies kann zu einer Reihe von psychologischen und körperlichen Beschwerden führen. Das andere Extrem ist die Unterdrückung seiner „Begierden", wenn keine Möglichkeit gegeben ist, diese auszuleben. Das schafft einen ernsthaften inneren Konflikt, der weder durch Erfüllung noch durch Unterdrückung der Wünsche beseitigt wird. Dieser Konflikt ist die Essenz des *Svadisthana-Chakras*.

Yoga nimmt keinerlei moralische Wertung vor. Weder Erfüllung noch Unterdrückung wird als probates Mittel angesehen, um einen solchen Konflikt zu lösen. Das Leben wird vom Yoga nicht durch Verbote eingeschränkt, aber es wird empfohlen, alle Handlungen bewusst vorzunehmen und nicht zum Opfer unerfüllbarer Wünsche zu werden. Ein Schlüssel, Ungleichgewichte in diesem Energiezentrum zu überwinden, ist die Entwicklung von Zufriedenheit und Dankbarkeit für das, was man bereits „reichlich" besitzt. In diesem Zusammenhang bedeutet Zufriedenheit und Dankbarkeit keine passive, gleichgültige oder beschränkende Geisteshaltung, sondern die Erkenntnis, dass wahres Glück im Inneren und nicht im Äußeren zu finden ist sowie in der Erfüllung seiner Bestimmung und Lebensaufgabe.

Im Gegensatz zum Wurzelchakra, bei dem das individuelle Überleben an erster Stelle steht, ist das Thema beim Genitalchakra eher in der Arterhaltung der gesamten Spezies

Mensch zu finden. Auch wenn dieser biologische Drang sehr instinktgetrieben ist, ist er weniger „primitiv" als der Hang zur persönlichen Selbsterhaltung und Schutz vor drohender Auslöschung der eigenen körperlichen Existenz.

Das dritte Energiezentrum wird *Manipura-Chakra* genannt. Es ist dem Element des Feuers zugeordnet. Dieses „innere" Feuer *(Agni)* gibt uns lebenserhaltende Energie, die in dieser Region aus der Aufspaltung und Verwertung von Nahrung entsteht. Wenn diese Energie im richtigen Maße vorhanden ist, trägt sie maßgeblich zu einer guten Gesundheit und einem stabilen Energieniveau bei. Ist dieses Chakra im richtigen Maße „energetisiert", erhält man eine kraftvolle und dynamische Ausstrahlung.

Das psychologische Thema dieses Energiezentrums ist von Dominanz oder Unterwerfung geprägt. Der Wunsch nach Kontrolle und Macht über andere Menschen ist vorherrschend, oder das genaue Gegenteil passiert: dann treten Feigheit und Unterwürfigkeit hervor. Zwischen beiden Polaritäten kann, abhängig von der Situation, auch ein Wechsel stattfinden. Die Person fühlt sich entweder über- oder unterlegen und ist stark autoritätsfixiert. Sie ist nicht fähig und willens, Menschen als gleichwertig anzusehen. Im positiven Sinne sitzen ein gutes, stabiles Selbstbewusstsein und ein „gesundes" Ego im *Manipura-Chakra*. Diese hilfreichen Eigenschaften können mit *Shatkarma* gestärkt werden.

Zusammenfassend können wir sagen, dass die drei unteren Chakren in Beziehung stehen zu tiefen Bedürfnissen der individuellen Selbsterhaltung, der Vermehrung der eigenen Art und dem effektiven Funktionieren in einer wettbewerbsorientierten Gesellschaft. Das erste Energiezentrum ist erfüllt von dem Urthema des persönlichen Überlebens in einer feindlich gesinnten Welt; das zweite Chakra ist sinnes- und lustorientiert, speziell mit einer starken Komponente der Sexualität. Das dritte Zentrum ermöglicht mit effektivem Verhalten uns gegenüber Anderen durchzusetzen, und sich mit Lebensnotwendigem für unsere Persönlichkeit zu versorgen.

Bei Betrachtung der Chakren und ihrer verbundenen Themen bemerken wir eine progressive Entwicklung: von begrenzten instinkt- und materiell gesteuerten Verhaltensweisen zu umfassenderem Bewusstsein, das sich in den höheren Energiezentren fortsetzt. Es gibt exzellente Reinigungsübungen, die speziell in den drei unteren Chakren besondere Wirkungen entfalten. Daher werden wir an dieser Stelle unseren Blick auf die unteren Hauptchakren beenden, und uns weiteren Grundlagen zum besseren Verständnis der *Shatkarmas* zuwenden.

8. Die vier Ausscheidungswege des Menschen

Die Abfall- und Giftstoffe, die aus der Umwelt aufgenommen werden bzw. die im Körper aufgrund unseres Stoffwechsels entstehen, werden über vier Kanäle ausgeschieden: Darm, Nieren, Haut und Lungen. Wenn einer dieser Kanäle blockiert ist (wie z. B. bei Darmverstopfung), bedeutet dies eine Überlastung an Giftstoffen mit Folgen für den gesamten Organismus. Werfen wir daher einen kurzen Blick auf Möglichkeiten, die verschiedenen Ausscheidungswege wirkungsvoll in ihrer Arbeit zu unterstützen. Keine der Übungen ist besonders kompliziert und kann problemlos in eine einfache, tägliche Reinigungsroutine eingebaut werden.

- *Durch den Darm werden feste Abfallstoffe (Stuhl) ausgeschieden.* Anhand verschiedener Eigenschaften des Stuhlgangs kann man auf den Gesundheitszustand eines „gesunden" Darms schließen. Eines dieser Charakteristika ist eine regelmäßige Darmentleerung, die mindestens einmal am Tag beim gesunden Menschen erfolgen sollte.

  - Um den Stuhlgang frühmorgens anzuregen, trinken viele Menschen eine Tasse Kaffee oder schwarzen Tee. Ein gesunder Ersatz ist eine Tasse heißen Wassers mit dem Saft einer halben Zitrone. Fügen Sie eine Prise Salz hinzu (kein Meersalz, besser ist Steinsalz). Wenn das Wasser eine warme, trinkbare Temperatur hat, können Sie mit etwas Honig nachsüßen. Honig verbessert den Geschmack des Getränkes, und macht es leichter trinkbar.

  - Dieser Zitronentrunk hat einen mild abführenden Effekt, der durch die anschließende Yoga-Übung namens

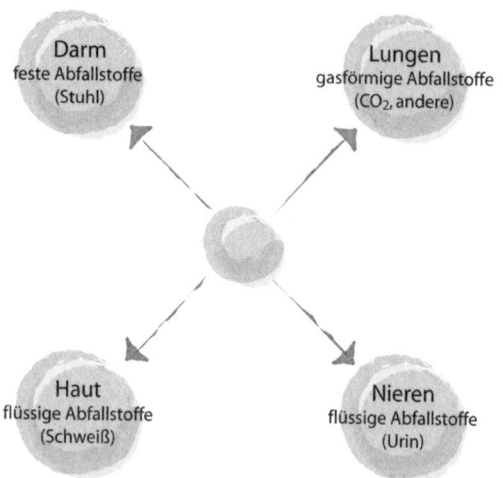

Abbildung 5: Die vier Ausscheidungswege und die Abfallstoffe

Chalana noch verstärkt werden kann. Hocken Sie sich hin, die Fußsohlen so flach und bequem wie möglich auf dem Fußboden. Legen Sie die Hände auf die Knie, und führen Sie die Knie abwechselnd zum Boden jeweils neben den Fuß des anderen Beines. Während das eine Knie zum Boden gebracht wird, drückt das andere Knie gegen den Bauch und übt so einen leichten Druck gegen die Gedärme aus. Verstärken Sie diesen Druck leicht, indem Sie das „obere" Knie sanft in Richtung Därme drücken, und schauen Sie über Ihre Schulter, indem Sie den Kopf sachte nach hinten drehen. Nach 10 bis 15 Wiederholungen haben Sie das Bedürfnis, auf die Toilette zu gehen.

- Leichte Fälle von Verstopfung können durch das Trinken von reichlich Wasser sowie einer ballaststoff- und faserreichen Nahrung behoben werden. Ebenfalls sind Nahrungsmittel, die Verstopfung fördern (wie z. B. Hartkäse), zu vermeiden.

- Sport sowie bestimmte Yoga-Haltungen sind nützlich, um einen trägen Darm zu tonisieren und zu kräftigen. Besonders die beiden Reinigungsübungen *Agni Sara* und *Nauli* sind dafür geeignet. Sie werden an späterer Stelle in diesem Buch ausführlich beschrieben.

- *Durch die Nieren werden flüssige Abfallstoffe (Urin) ausgeschieden.* Salz, Alkohol, Koffein und zuviel Eiweiß werden als Belastung für die Nieren angesehen. Aufgequollene Stellen um und unter den Augen werden als frühe Zeichen von Stress der Nieren gedeutet.

- Die Entgiftungsleistungen der Nieren sind abhängig von ausreichender bis reichlicher Flüssigkeitszufuhr. Reines klares Wasser (kein kohlensäurehaltiges Wasser!) ist der beste Weg die Nieren zu reinigen. Warmes Wasser (oder Wasser mit Zimmertemperatur) wird als gesundheitsfördernd angesehen, da es vom Körper leicht aufgenommen und schneller als kalte Getränke verstoffwechselt werden kann. Kalte Getränke sind schwer verdaulich und werden im Ayurveda als *Vata* und *Kapha* erhöhend angesehen.

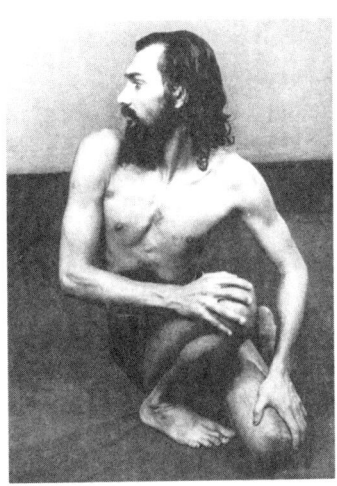

Abbildung 6: *Chalana*

Durch Abkochung erhält Wasser zusätzliche Qualitäten: das heiße Wasser stärkt das Verdauungsfeuer, wirkt *Vata* und *Kapha* reduzierend und vermindert Verschlackung und Übersäuerung des Körpers.

- Andere trinkbare Alternativen zur Reinigung der Nieren sind Molke (aus Milch gewonnen) sowie frisch gepresste Fruchtsäfte wie z. B. aus Gurken, Grapefruits oder Orangen. Empfehlenswert ist die Verdünnung mit Wasser im Verhältnis 1 : 3, da die zitrussäurehaltigen Säfte sonst zu intensiv sind.

- *Durch die Haut werden ebenfalls flüssige Abfallstoffe (Schweiß) ausgeschieden.* Die Haut ist unser größtes Organ und unterstützt mit der Schweißbildung die Aufgaben der Nieren. Oft wird die Haut als „dritte" Niere bezeichnet. Schwitzen ist somit ein weiterer Weg, dass der Körper sich von Giftstoffen befreien kann. Sauna und Dampfbäder sind gute Hilfsmittel, obwohl schweißtreibende Bewegung besser ist. Körpergeruch durch Schweißbildung ist normalerweise eine Kombination von Stress und schlechten Ernährungsgewohnheiten und signalisieren eine Überbelastung der Entgiftungssysteme, denn Schweiß ist fast geruchlos. Wenn wir gesund sind und täglich duschen, sollte Schweiß keinen unangenehmen Geruch entwickeln. Die Hautporen sollten nicht durch Antitranspirants blockiert und die Schweißproduktion nicht unterdrückt werden, da die Giftstoffe sonst über die Nieren ausgeschieden werden, was für diese übermäßigen Stress bedeutet.

- *Durch die Lungen werden die gasförmigen Abfallstoffe ausgeschieden.* Je nach Atemtiefe atmen wir ca. 20.000 bis 25.000 Atemzüge am Tag. Ein Mensch kann etwa 30 Tage ohne Essen und ca. drei Tage ohne Flüssigkeit auskommen, aber kaum drei Minuten ohne einen erneuten Atemzug. In der Einatmung erhalten wir lebensnotwendigen Sauerstoff, der für die Energiegewinnung aus der Nahrung unentbehrlich ist. In der Ausatmung werden Kohlendioxid und andere gasförmige Abfallstoffe, die im Wasserdampf der Atemluft enthalten sind, abgeatmet. Diese Gase werden sowohl durch die Zellen als auch durch Bakterien produziert.

• Je tiefer unsere Einatmung ist, umso mehr Abfallstoffe können aus unserer Lunge ausgeschieden werden. Bei zu flacher Atmung werden eher die oberen, kleineren Lungenteile „belüftet". Da Blut schwer ist, ist die Blutkonzentration in den unteren Lungenteilen am größten. Fast zwei Drittel des Blutes fließen durch diese größeren Lungengewebe – die Bauchatmung umfasst mehr als zwei Drittel der Lungenkapazität! Ohne tiefe (Zwerchfell-) Atmung fließt dieser Teil des Blutes dort hindurch, ohne neuen Sauerstoff aufzunehmen und Abfallstoffe abgeben zu können.

• Um einen möglichst großen Teil der Atemfläche effektiv ausnutzen zu können, ist die Entwicklung der Zwerchfellatmung sehr wichtig. Weitere Informationen und Übungen dazu finden Sie in Kapitel 23 „Gesunde Atmung und Reinigung des Atems". Eine weitere hilfreiche Technik, schnell und effizient Abfallstoffe aus den Lungen herauszubekommen, ist die Übung von *Kapalabhati* – eine der sechs *Shatkarmas*.

9. Ama und andere Giftstoffe

Unsere Körper sind oft wahre Deponien für Gifte aller Art. Durch die zunehmende Umweltverschmutzung mit unterschiedlichsten Chemikalien und toxischen Substanzen kann es zu starken gesundheitlichen Belastungen kommen. Diese Giftanhäufungen lassen sich beispielsweise in der Muttermilch nachweisen. Auch die steigende Anzahl von Krebserkrankungen wird partiell damit in Verbindung gebracht.

Im Ayurveda werden Giftansammlungen, die in unserem Körper entstehen, *Ama* genannt. *Ama* bedeutet „unverdauter Rückstand, Rest" und entwickelt sich sowohl aus externen Toxinen (Chemikalien in unserem Wasser, Luft, Kosmetika, Lebensmitteln, Waschmitteln usw.) als auch zumeist von internen Giften, die aus schlecht verdauter Nahrung entstehen. Manchmal wird es als *Amdosh* bezeichnet, als eine Art von viertem *Dosha* neben *Pitta, Kapha* und *Vata.* Dies unterstreicht seine Bedeutung, weil *Ama* eine bedeutende Rolle bei der Entstehung von Krankheiten spielt. Alles was der Körper an Schlechtem nicht ausscheidet, kann letztendlich zu *Ama* führen. *Ama* verstopft die Leitungsbahnen *(Srotas)* im Körper, in denen die Nährstoffe zu den Geweben und Organen befördert und rein gehalten werden. Ebenfalls werden die Energiekanäle *(Nadis)* blockiert. Da dann kein ungestörter Fluss von Nähr- und Abfallstoffen und von Energie mehr möglich ist, entsteht Krankheit.

Physische Symptome durch ein Übermaß an *Ama* können beispielsweise sein: zu hoher Cholesterinspiegel, Arteriosklerose (Verhärtung der Blutgefäße), belegte Zunge, Urin und Stuhl mit fauligem Geruch, Verlust von Appetit und Geschmack, Gelenkschmerzen, Körpergeruch oder zu viel Nasenschleim.

Auf energetischer Ebene kommt es zu einem Energiemangel, der sich in Schwere, Müdigkeit und Kraftlosigkeit äußert; mental in „niederen" Bewusstseinszuständen wie Dumpfheit, Anhaftung, Gier etc.

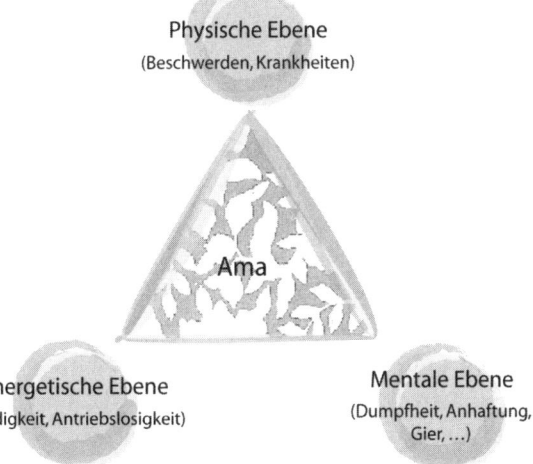

Abbildung 7: *Ama* – Giftstoffe aus der Sicht des Ayurveda

Im traditionellen Sinne entsteht *Ama* aus zwei Quellen: erstens, wenn Nahrung von minderer Qualität aufgenommen wird, und zweitens, wenn wir ein so schwaches Verdauungsfeuer *(Agni)* haben, dass wir selbst qualitativ hochwertige Lebensmittel nicht gut aufnehmen und verwerten können. Speziell zur Stärkung des Verdauungsfeuers gibt es exzellente Reinigungsübungen wie *Agni Sara* und *Nauli*. Diese werden in späteren Kapiteln ausführlich vorgestellt.

10. Die sechs Shatkarmas

Dhauti, Bhasti, Neti, Trataka, Nauli und Kapalabhati; diese
(Übungen) sind bekannt als Shatkarma oder als die sechs
Reinigungsprozesse.

Hatha Yoga Pradipika, Kapitel 2, Vers 22

In vielen spirituellen Traditionen finden wir Hinweise über die Bedeutung von körperlicher und geistiger Reinigung als wichtige Voraussetzung auf dem spirituellen Weg. Verschlackungen und Unreinheiten fördern Beschwerden und Krankheiten. Um diese zu beseitigen, wurde dazu im Yoga ein System von Reinigungstechniken entwickelt, das sogenannte *Shatkarma* („sechs Handlungen"). Es umfasst sechs Reinigungsgruppen mit 26 einzelnen Übungen und Variationen. Nur die wichtigsten werden wir in diesem Buch erläutern.

Diese Shatkarmas, welche den Körper reinigen, sind geheim.
Sie haben mannigfaltige, wunderbare Resultate und werden
bei den Yogis hochgeschätzt.

Hatha Yoga Pradipika, Kapitel 2, Vers 23

Die Übungen werden in alten Yoga-Schriften als geheim bezeichnet. Grund dafür ist, dass der Schüler sie nur unter Anleitung eines erfahrenen Lehrers erlernen durfte, da dieser sehen konnte, welche Reinigung jetzt für den Schüler sinnvoll war. Obwohl die *Shatkarmas* nicht „lebensbedrohend" sind, können einige von ihnen unangenehme Folgen für den Anwender haben, wenn sie nicht korrekt erlernt und angewendet werden. Daran hat sich bis heute nichts geändert. Deswegen ist es empfehlenswert, mit einem erfahrenen Yoga-Lehrer gemeinsam die ersten Schritte in Richtung *Shatkarma* zu gehen.

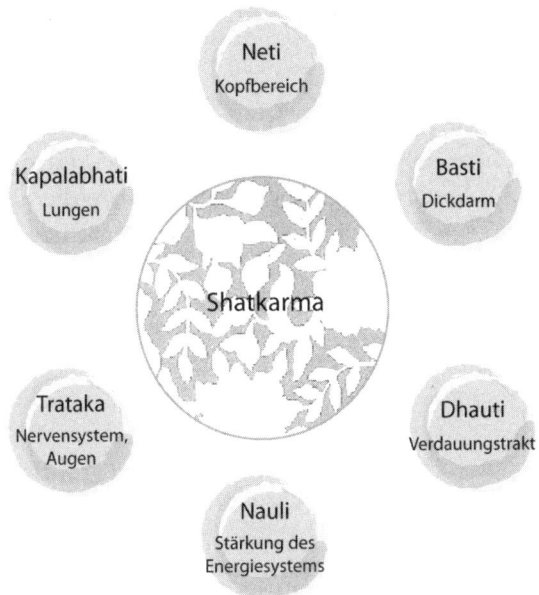

Abbildung 8: Die sechs Reinigungstechniken des Yoga *(Shatkarma)*

Das Ziel ist, den physischen und feinstofflichen Körper mittels Wasser und (innerem) Feuer so zu reinigen, dass die Lebensenergie wieder frei entlang der Energiebahnen, den *Nadis,* fließen und aufsteigen kann. Auf körperlicher Ebene werden Verschmutzungen grobstofflicher Art gelöst (zum Beispiel festsitzende Kotreste im Darm), die Quelle einer ständigen Selbstvergiftung des Körpers sind und damit Ursache für Unwohlsein und Krankheit.

Die *Hatha Yoga Pradipika* beschreibt, für wen und wann diese Übungen hilfreich sind:

„Wenn übermäßig viel Fett und Schleim vorhanden sind, übe die Shatkarmas bevor du mit Pranayama beginnst. Andere Menschen, in denen die drei Doshas (Schleim, Gase und Galle) im Gleichgewicht sind, sollten diese Reinigungstechniken nicht üben."

Hatha Yoga Pradipika, Kapitel 2, Vers 21

Es gibt nur wenige Menschen, bei denen diese Balance der *Doshas* vorhanden ist. Die *Shatkarmas* bieten für die heutige Zeit ein ideales präventives Werkzeug, um die *Doshas* zu regulieren, bevor sie im Körper Schaden anrichten können. Vorbeugen ist besser als heilen!

11. Neti – die Nasenwäsche

In fast jedem Yoga-Kurs für Anfänger wird diese grundlegende Reinigungstechnik unterrichtet. Unter den staunenden Augen des Publikums führt der Yoga-Lehrer ein Gefäß à la Aladins Wunderlampe an die Nase und lässt Wasser durch diese laufen – in ein Nasenloch hinein, durch das andere Nasenloch kommt es heraus. Ein anatomisches Wunder? Und dann übt der ganze Kurs – dabei gibt es oftmals amüsiertes Lachen und ungläubiges Staunen, dass dies tatsächlich funktioniert. Nach einigen Tagen eigenen Übens zu Hause will man das Erlernte nicht mehr missen. Man fühlt sich freier, wacher und frühmorgens mit neuer Energie aufgeladen.

Warum findet gerade dieses *Shatkarma* so viel Anklang? Einige Gründe finden sich in den alten Quellschriften des Yoga:

> *„Jemand, der regelmäßig zum Ende der Nacht (frühmorgens) Wasser durch seine Nase zu sich nimmt, wird intelligent, entwickelt die starke Sehkraft eines Adlers, verhindert das Ergrauen der Haare und die Falten auf seiner Haut, und ist befreit von allen Krankheiten."*
>
> Yoga Ratnakara

Dieser alte Vers verspricht bereits einiges an positiven Wirkungen von *Neti,* der Nasenwäsche. Eine andere Quelle schreibt:

> *„Neti reinigt den Schädel und schenkt Hellsichtigkeit. Es zerstört alle Krankheiten, die sich oberhalb der Kehle manifestieren"*
>
> Hatha Yoga Pradipika, Teil II, Vers 30

Jala Neti ist im Westen mit Abstand die bekannteste aller *Shat-karmas*, deren Nutzen von immer mehr Menschen entdeckt wird – als natürliche, preisgünstige und wirkungsvolle Reinigungstechnik ohne negative Nebenwirkungen. Sie wird von Ärzten und Heilpraktikern bei einer Vielzahl von Beschwerden im Kopf-, Nasen- und Halsbereich empfohlen.

Zunehmend leiden immer mehr Menschen in den Industrieländern an Erkrankungen der Nasenwege. Allein in Deutschland müssen pro Jahr etwa 50.000 Menschen an den Nasennebenhöhlen operiert werden. Weitere Probleme sind Krankheiten wie Allergien, Heuschnupfen, chronischer Schnupfen und Nasennebenhöhlenentzündungen. Ferner sind Reizungen und Verkrustungen durch Austrocknen der empfindlichen Nasenschleimhäute zu nennen, die sich in unseren oftmals zu trockenen und überheizten Räumen rasch entwickeln.

Atem ist ein „Brennstoff des Lebens". Der darin enthaltene Sauerstoff befähigt die Zellen, die vorhandenen Nährstoffe zu verbrennen. So erhalten wir die notwendige Energie für die Aufrechterhaltung unseres Lebens.

Wenn wir die Nase anatomisch betrachten, wird die große Bedeutung dieser Körperregion für unsere Gesundheit deutlich. Die gesamte Nasenregion wird in Sanskrit *Saphta-Patha* genannt – die sieben Wege. Sieben Öffnungen münden in diesen Körperbereich: zwei Nasenlöcher, zwei Tränengänge, zwei eustachische Röhren sowie der Rachen. Zusätzlich finden sich dort die Mündungen der Stirn- und Kieferhöhlen. Über 20.000 Atemzüge gehen täglich hin und zurück. Das freie und gute Funktionieren dieser Region hat beträchtlichen Einfluss auf unser mentales und körperliches Wohlbefinden.

Die Nase ist die Tür der Ein- und Ausatmung. Eine zentrale Aufgabe dort übernimmt die Nasenschleimhaut, die die innere Nase und die Atemwege auskleidet. Hier sitzen schleimbildende Zellen, die mehr als einen halben Liter Schleim pro Tag produzieren. Dieser Schleimteppich wird alle 10 bis 20 Minuten komplett ersetzt.

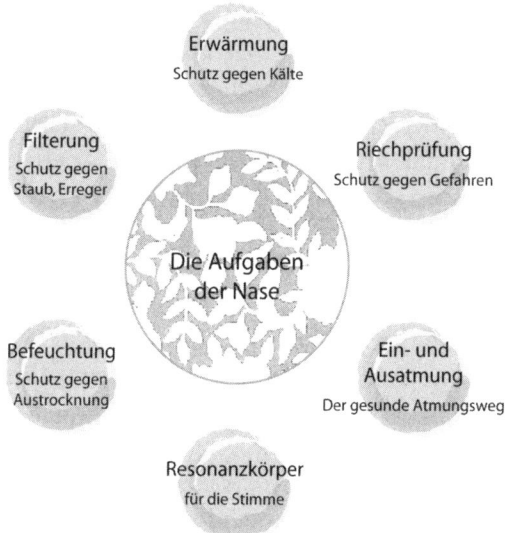

Erwärmung
Schutz gegen Kälte

Filterung
Schutz gegen
Staub, Erreger

Riechprüfung
Schutz gegen Gefahren

Die Aufgaben
der Nase

Befeuchtung
Schutz gegen
Austrocknung

Ein- und
Ausatmung
Der gesunde Atmungsweg

Resonanzkörper
für die Stimme

Abbildung 9: Die Aufgaben der Nase

Über ein gut entwickeltes System von Blutgefäßen wird die Atemluft in der Nasenschleimhaut vorgewärmt, um die empfindlichen Lungengewebe vor zu kalter Luft zu schützen. Gleichzeitig wird durch die verdunstende Flüssigkeit des Nasenschleims die Luft befeuchtet, um die Lunge vor Austrocknung zu bewahren. Eine chemische Prüfung der Atemluft erfolgt mittels des Geruchssinns, wodurch Gefahren frühzeitig erkannt werden (viele schädigende Gase und Brände riechen übel).

Mikroskopisch feine Flimmerhärchen nehmen eine wichtige Filterfunktion ein. Atmen wir durch den Mund, fällt diese vorgeschaltete Reinigungsanlage weg. Der ständig sich erneuernde „Schleimteppich" wird durch rhythmische Bewegungen – einerseits aus der Nase, andererseits aus den Bronchien und der Luftröhre – zum Rachen bewegt. Von dort aus gelangt das Sekret, in dem alle eingedrungenen Fremdkörper und Schmutzteile (z. B. Pollen, Staubpartikel, Erreger) aufgefangen worden sind, in den Magen, wo sie durch Enzyme neutralisiert werden. In diesen Selbstreinigungsprozess sind ebenfalls die Nasennebenhöhlen mit einbezogen, die durch feine Kanäle mit dem Naseninnenraum verbunden sind.

Somit hat die Schleimhaut eine wichtige Abwehrfunktion gegenüber Fremdkörpern und Infektionen zu erfüllen. Ist das Schleimhautsekret zu dick, verfestigt oder zu flüssig, kann der sofortige Abtransport der eingedrungenen Partikel und Mikroorganismen nicht mehr ausreichend erfolgen. Nasennebenhöhlenentzündungen und chronischer Schnupfen sind oft die Folge. Im Rachenraum und im Bereich der Mandeln kann es leicht zur Anhäufung von fremden Keimen kommen, was zu Infektionen (wie Halsschmerzen oder Mandelentzündungen) führt.

Weitaus häufiger auftretende Probleme sind schmerzhafte Entzündungen der Stirnhöhlen und Nasennebenhöhlen, hervorgerufen durch eine Verklumpung der feinen Verbindungskanäle im Naseninnenraum. Bei fehlendem Luftaustausch kann es zu Druckproblemen (Unterdruck) und Schmerzen kommen. Eine Entzündung folgt, wenn das Sekret gestaut wird. Daraus entwickelt sich leicht eine bakterielle Infektion, weil Bakterien anschließend in die Nebenhöhlen hineinwachsen, wodurch Vereiterungen entstehen können.

Mit der Nasenwäsche fließt leicht gesalzenes, lauwarmes Wasser durch die Nasengänge und spült Fremdstoffe hinaus. Verkrustungen werden gelöst, und die normale Funktionsfähigkeit der Nasenschleimhaut wird wieder hergestellt. Die Nasenspülung hält die kleinen Öffnungen der Verbindungskanäle, die in die Nasenhöhle münden, frei. Die Schleimhäute schwellen ab und die Nasenatmung wird wieder freier.

Da die Nasenscheidewand nicht durchgängig bis zur Nasenwurzel ausgebildet ist, fließt das Wasser durch einen Durchgang oben im Rachenraum hindurch. Dieser Durchgang verbindet beide Nasenflügel. Das Wasser fließt in das eine Nasenloch hinein und aus dem anderen heraus.

Neti wird traditionell in vier verschiedenen Versionen unterrichtet:

1. *Sutra-Neti* (mit Gummi-Katheter oder gewachster *Neti*-Schnur)

2. *Dughda-Neti* (mit lauwarmer Kuhmilch)

3. *Ghrta-Neti* (mit leicht angewärmtem Butterschmalz „Ghee")

4. *Jala-Neti* (mit gesalzenem Wasser und Nasenkännchen).

Sutra-Neti ist nur fortgeschrittenen Yoga-Freunden zu empfehlen. Durch das Einführen und Hin- und Herbewegen eines eingefetteten dünnen Gummikatheters durch die Nasenöffnung und Mund entsteht ein intensives mechanisches Reiben an der Nasen-Rachenschleimhaut. Große Mengen an eingetrocknetem Sekret werden gelöst. Außerdem werden die Schleimhäute zusätzlich gereizt, was die Durchblutung fördert. Ein reichlicher Schleimfluss wird hervorgerufen, der zusätzlich die Reinigungswirkung verstärkt. *Sutra-Neti* darf nur unter Anleitung eines erfahrenen Lehrers erlernt werden. Bei *Dughda-Neti* und *Ghrta-Neti* wird eine Spülung mit Milch und Ghee durchgeführt, die für Ölung und Nahrungszufuhr in der Nasenregion sorgen.

Für den „normalen" Westler ist aber *Jala-Neti* – die Nasenspülung mit Wasser – das Richtige. Sie ist leicht und schnell

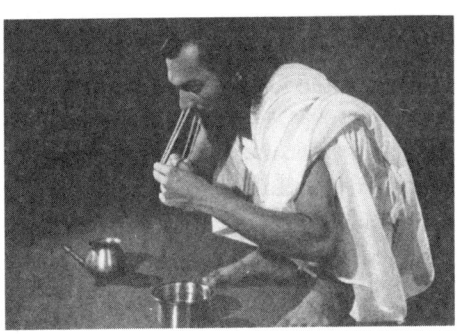

Abbildung 10: *Sutra-Neti* mit Schnur

zu erlernen. Jedoch ist vielen Menschen die Vorstellung unangenehm, salziges Wasser durch ihre Nase fließen zu lassen. Wenn man sich aber in Erinnerung ruft, dass der Tränenkanal in den Nasenraum mündet, wird deutlich, dass dies ein ganz natürlicher Vorgang ist. Ein kontinuierlich feiner Strom von salziger Tränenflüssigkeit fließt ständig als eine natürliche Nasenwäsche in die Nase hinein. Körperwarmes, leicht gesalzenes Wasser ist also dem inneren Milieu der Nase vollständig angepasst. Ein Abkochen des Wassers ist nicht notwendig. Unter Umständen brauchen Sie einige Zeit, die richtige Salzmenge herauszufinden. Der Salzgehalt sollte sich an dem Geschmack von Tränenflüssigkeit orientieren (physiologische Kochsalzflüssigkeit). Bei zu wenig oder zu viel Salz entsteht ein Brennen in der Nase. Nach einigen Versuchen und etwas Experimentieren werden Sie die individuell richtige Salzmenge finden. Danach verschwindet jegliche Unannehmlichkeit. 9 g Salz auf 1 Liter Wasser (physiologische Kochsalzlösung) sollte die Richtschnur sein.

Einfaches, jodfreies Kochsalz genügt völlig für die Nasenwäsche. Salz ohne chemische Trennmittel ist für besonders empfindliche Personen zu empfehlen. Meersalz ist oft großklumpig und daher ist feineres Kochsalz vorzuziehen. Achten Sie darauf, dass das Salz vollständig aufgelöst ist. Es ist hilfreich, mit dem Zeigefinger das gesalzene Wasser mehrmals im Nasenkännchen umzurühren.

Das gefüllte Nasenkännchen wird in ein Nasenloch geführt; man neigt den Kopf nach vorne (über ein Waschbecken) und etwas schräg zur Seite. Die Salzwasserlösung läuft von selbst ganz leicht aus dem anderen Nasenloch wieder heraus. Geatmet wird ruhig und regelmäßig durch den geöffneten Mund. Wenn die Lösung teilweise in den Rachenraum abläuft, ist die Kopfhaltung nicht völlig korrekt. Eine leichte Haltungsänderung des Kopfes nach unten löst dieses Problem.

Anschließend wird das in der Nase verbliebene Wasser und gelöster Schleim ins Waschbecken geschnäuzt und die Nase

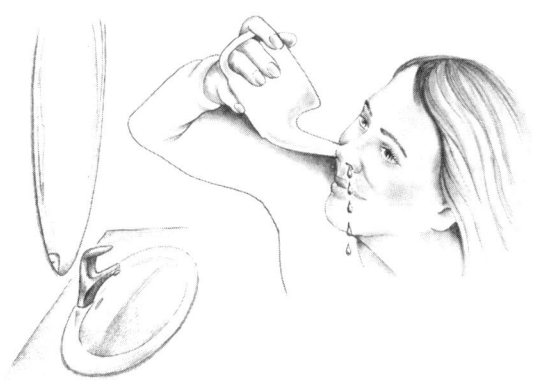

Abbildung 11: Die Durchführung der Nasenwäsche

durch leichtes Ausschnauben getrocknet. 10 bis 20 nicht zu kräftige, aber schnelle Ausatmungen helfen dabei. Genießen Sie Ihre ersten Atemzüge danach – sie sind von einer wunderbaren Klarheit. Wenn Sie möchten, können Sie *Kapalabhati* und *Nadi Shodanam* nahtlos anschließen. Ein guter Tag kann nun beginnen!

Wann ist die Nasenwäsche angebracht?

- Bei häufig verstopfter oder „laufender" Nase.

- Bei häufigen Erkältungen.

- Bei Neigung zu Entzündungen der Nasennebenhöhlen.

- Bei Neigung zu Entzündungen der oberen Luftwege.

- Bei Heuschnupfen.

- Bei häufig auftretendem Stirnhöhlenkatarrh.

- Bei Tätigkeiten in staubigen, verschmutzten oder klimatisierten Räumen.

- Bei häufigen Ohrenschmerzen durch Entzündungen des Mittelohres.

Kontraindikationen sind nicht bekannt. Bei Fenstern in den Nebenhöhlen und bei operativen Eingriffen im Nasenraum sollte vor der Nasenwäsche der Arzt befragt werden.

Der offensichtlichste Vorteil der Nasenwäsche ist das Entfernen von übermäßigem Nasenschleim. Es gibt aber eine Reihe von weiteren Vorteilen:

- Ihre Nase fühlt sich „frei" an, selbst wenn Sie sich in einer staubigen oder verrußten Umgebung aufhalten.

- Ihr Atem fließt leichter und freier, was entspannungsfördernd wirkt.

- Bei regelmäßiger Übungspraxis kann sich der Geruchssinn verbessern.

- Blockaden beim Öffnen der eustachischen Röhren können sich verringern.

- Yoga-Quellen berichten, das der Sehnerv durch den nahen Wasserfluss besänftigt wird und die Augen entspannt werden.

- Bei regelmäßiger Anwendung können sich chronische Entzündungen und Irritationen der Nasenschleimhaut verbessern. Eine normale und gesunde Nasenfunktion kann wieder hergestellt werden.

- Beschwerden durch eine verstopfte Nase – und damit durch einen behinderten Atemfluss – werden gelindert.

- Am häufigsten werden dauerhaft verstopfte Nasen durch Nasensprays oder -tropfen verursacht. Diese begünstigen außerdem eine Austrocknung der Nasenschleimhäute. Die Mittel sind oft kortisonhaltig und enthalten sogenannte Sympathomimetika. Bei jahrelangem Missbrauch kann die Schleimhaut für immer geschädigt werden. Mit der Anwendung von *Neti* werden solche Mittel weniger oder gar nicht mehr benötigt.

- Yoga-Atemübungen sowie Konzentrations- und Meditationstechniken werden erleichtert.

- Ungesunde Mundatmung kann verringert oder eliminiert werden.

Einige Untersuchungen über Wirken und Nutzen der Nasenwäsche stehen bereits zur Verfügung. So untersuchten Wissenschaftler der medizinischen Hochschule in Hannover und der Universität Magdeburg die Wirkung der regelmäßigen Nasenspülung auf das Auftreten von Erkältungskrankheiten. 88 Rekruten der Bundeswehr stellten sich zur Verfügung. 27 der jungen Soldaten spülten sechs Wochen lang morgens und abends nach dem Zähneputzen ihre Nase. Sie erkrankten deutlich seltener an Schnupfen, Hals-, Rachen- oder Mandelentzündungen als ihre 61 Kameraden, die nur ihre Zähne putzten. Die Anzahl der Krankentage verringerte sich um das Sechsfache.

Die regelmäßige Anwendung der Nasenwäsche wirkt vorbeugend bei Erkältungskrankheiten, indem der pH-Wert der Nasenschleimhaut ins Basische verändert wird. Denn nur wenn die Schleimhäute zu sauer sind, d. h. der pH-Wert zu niedrig ist, ist es möglich, dass Virusorganismen überleben und sich in der Schleimhaut festsetzen. Ist der pH-Wert jedoch höher, stirbt der Virus – und nur dort, wo der Virus sich einen Weg in die Schleimhaut gebahnt hat, kann sich eine Infektion entwickeln.

Der Nutzen der Nasenwäsche ist so immens, dass ich jedem dieses *Shatkarma* empfehle – es lohnt sich!

12. Basti – die Reinigung des Dickdarms

Der Dickdarm übernimmt die letzten Aufgaben in der Verdauungskette. Er hat einen Durchmesser von etwa sechs Zentimetern, ist etwa anderthalb Meter lang und verteilt sich dann auf den aufsteigenden, querverlaufenden und absteigenden Dickdarm, um zuletzt in den Mastdarm zu münden. Nahe am Übergang vom Dünn- zum Dickdarm befindet sich der Blinddarm, der reich an lymphatischem Gewebe ist und deshalb dem Immunsystem zugeordnet wird.

Die Nahrungsbestandteile kommen sehr wässrig aus dem Dünndarm, was für den Transport wichtig ist. Im Dickdarm wird das Wasser größtenteils wieder entzogen (resorbiert). Dadurch erhält der Darminhalt eine festere Konsistenz. Der Darminhalt wird zur Kotbildung eingedickt. Durch die Beimengung von Schleim bleibt diese Masse trotzdem gleitfähig, damit der Körper sich der unverdaulichen Nahrungsreste entledigen kann.

Die Hauptbestandteile des Kots sind abgeschilferte Zellen der Darmschleimhaut, Reste der Verdauungssäfte und Galle sowie Bakterien, die ca. ein Drittel des Trockengewichts ausmachen. Diese Stuhlmasse wird mithilfe der Darmperistaltik in Richtung Mastdarm geführt und durch den Anus ausgeschieden. Im Dickdarm befindet sich Gas (Flatus, „Wind"), produziert von Millionen von Kolibakterien, die durch ihren Stoffwechsel bei der Verdauung und Synthese bestimmter Stoffe wie z. B. Vitamin K helfen. Wenn die Bakterien die restlichen Nährstoffe zum eigenen Energiegewinn umsetzen, entsteht Gas. Wie viel davon entsteht (insbesondere Methan), hängt maßgeblich davon ab, wie viel und welche Art von Nahrung wir zu uns nehmen. Bohnen und Erbsen sind beispielsweise „berüchtigt" dafür zu blähen, weil bestimmte Inhaltsstoffe vom Dünndarm nicht verwertet werden können. Sie werden dann im Dickdarm unter massiver Gasbildung zersetzt. Das Wort *Basti* bedeutet im ursprünglichen Sinne „Harnblase". In Indien wurden die Harnblasen toter Tiere für Einläufe verwendet. Heute gibt es natürlich moderne Einlaufgeräte. Unter *Basti* wird grundsätzlich der auch bei uns wohlbekannte Einlauf (Klistier) in den Darm verstanden – ein altbewährtes Mittel aus der Hausapotheke bei Verstopfung oder Fieber. Im Yoga werden diesem *Shatkarma* große positive Wirkungen zugeschrieben:

> „Diese Übung (Basti) rottet alle solche Krankheiten aus wie: Tumore im Unterleib; Erkrankungen der Milz, Leber und Augen; die 25 verschiedenen Leiden der Harnwege, Verdauungsstörungen, Verstopfung, Hämorrhoiden, Fisteln, Pickel, Furunkel, Unstimmigkeiten im Säurehaushalt, schlechte Funktion der Gedärme, etc."

> „Beim Üben von Jala Basti steigt der Appetit, der Körper strahlt, überschießende Doshas werden zerstört, die Sinne und der Geist werden gereinigt."

Hatha Yoga Pradipika, Kapitel 2, Vers 27, 28

So werden entsprechend dieser Quelle alle Krankheiten und Beschwerden „bereinigt", die durch übermäßiges *Vata*, *Pitta* und *Kapha* hervorgerufen werden. Insbesondere die Gesundung von *Vata* (Gase) steht bei dieser Übung im Mittelpunkt. Im Ayurveda werden u. a. kalte (kühle) Einläufe zur Reduzierung von *Pitta* angewendet. Auch im Dickdarm angehäuftes *Kapha* (Schleim), alter Stuhl und zu viel Energie in Form von Hitze, werden durch den Einlauf ausgespült.

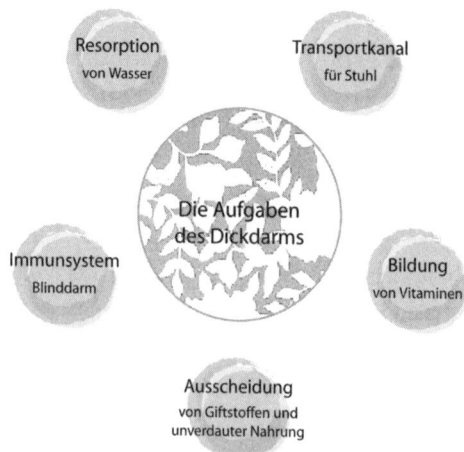

Abbildung 12: Die Aufgaben des Dickdarms

Basti hilft bei Verdauungsstörungen und ist hilfreich bei Verstopfungen, Blähungen, langsamer Verdauung und nervösem Durchfall. Zudem wird der *Solarplexus* gestärkt. Aber *Basti* „klärt" auch die Gedanken und hebt die Energie – wer einmal von einer Verstopfung oder hartnäckigen Blähung mittels eines Einlaufs befreit wurde, erfreut sich einer neuen ungeahnten Leichtigkeit und Wohlempfinden. Glauben Sie mir bitte kein Wort – probieren Sie es einfach aus! Die Übung stärkt auch den unteren Darmabschnitt. Seine Reizempfindlichkeit und sein Reaktionsvermögen werden wieder hergestellt und eine mögliche Ursache für Verstopfung beseitigt.

Es gibt mehrere Techniken, um *Jala Basti* (den Einlauf mit Wasser) durchzuführen. Eine schöne Beschreibung dieser Jahrtausende alten Reinigungsübung findet sich in der urchristlichen Tradition:

Und Jesus sprach: „*Darum sucht einen großen Rankkürbis mit einer Ranke von der Länge eines Mannes; nehmt sein Mark aus und füllt ihn mit dem Wasser des Flusses, das die Sonne erwärmte. Hängt ihn an den Ast eines Baumes und kniet auf dem Boden vor dem Engel des Wassers und führt das Ende der Ranke in euer*

Hinterteil ein, damit das Wasser durch all eure Eingeweide fließen kann. Ruht euch hinterher kniend auf dem Boden vor dem Engel des Wassers aus und betet zum lebendigen Gott, dass er euch eure alten Sünden vergibt, und betet zum Engel des Wassers, dass er euren Körper von jeder Unreinheit und Krankheit befreit.

Lasst das Wasser dann aus eurem Körper fließen, damit es aus dem Inneren alle unreinen und stinkenden Stoffe des Satans wegspült. Und ihr werdet mit euren Augen sehen und mit eurer Nase all die Abscheulichkeiten und Unreinheiten riechen, die den Tempel eures Körpers beschmutzten, und sogar all die Sünden, die in eurem Körper wohnen und euch mit allen möglichen Leiden foltern. Wahrlich, ich sage euch, die Taufe mit Wasser befreit euch von alledem. Erneuert eure Taufe mit Wasser an jedem Fastentag, bis zu dem Tag, an dem ihr seht, dass das Wasser, das aus euch hinausfließt, so rein ist wie das Sprudeln des Flusses. "

Das Friedensevangelium der Essener,
Dr. E. Bordeaux Szekely, (Bruno Martin Verlag)

Die Beschreibung dieser Jahrtausende alten Übung kommt der heute verwendeten Methode sehr nahe. Ein sogenannter Irrigator ist in einem Sanitätshaus oder der Apotheke erhältlich. Er besteht üblicherweise aus einem Plastikbehälter mit mindestens einem Liter Flüssigkeitsaufnahme. Füllen Sie ihn mit lauwarmem Wasser. Im unteren Teil des Behälters befindet sich ein Abfluss, an dem ein langer Plastik- oder Gummischlauch angeschlossen ist. An diesem ist eine Tülle mit Drehventil. Die lange, abgerundete Spitze dieser Tülle wird sorgsam eingefettet oder eingeölt. Hängen Sie den gefüllten Behälter an einen „sicheren" Haken (oder die Türklinke), und legen Sie sich auf die linke Körperseite – linker Arm und Bein ausgestreckt, das rechte Bein halb angewinkelt. Atmen Sie ruhig und gleichmäßig und entspannen Sie sich. Führen Sie die eingefettete Tülle langsam und vorsichtig in den Anus. Das Ventil wird geöffnet, das Wasser kann in den Dickdarm fließen.

Versuchen Sie so viel Flüssigkeit wie möglich aufzunehmen und so lange wie möglich im Darm zu behalten. Wenn der

Entleerungsimpuls (Dehnungsreiz) im Darm zu stark wird, ziehen Sie die Tülle hinaus und gehen Sie auf die Toilette. Es kann sein, dass zuerst nur wenig Flüssigkeit gehalten wird. Wiederholen Sie dann den Vorgang mehrere Male, bis mindestens ein Liter Flüssigkeit in Ihren Darm geflossen ist.

Sehr wichtig ist, Wasser mit angenehm lauwarmer Temperatur zu verwenden. Zu kaltes oder zu heißes Wasser führt zu Verkrampfungen im Darm und fühlt sich sehr unangenehm an. Sie können pures, klares Wasser oder Kräutertees nehmen. Etwas Salz kann hinzugefügt werden.

13. Jihva Dhauti, Danda Dhauti, Gandusha – Die Reinigung der Mundhöhle

Aus yogischer und ayurvedischer Sicht gehört die Reinigung des Mundes frühmorgens zu den wichtigsten Tätigkeiten. In unseren Zahnarztpraxen gehören schlechte Zähne und zurückgehendes Zahnfleisch zum Alltag. Die Ursachen für schlechten Mundgeruch sind nach neueren Erkenntnissen zu mehr als 85 % im Mund- und Rachenraum zu finden. Bläschen auf Zunge und Mundschleimhaut plagen viele Menschen. Die richtige Hygiene der Mundhöhle kann bei der Beseitigung dieser Probleme sehr hilfreich sein.

Zu dieser vollständigen morgendlichen Reinigungsroutine ist *Jihva Dhauti* – die Reinigung der Zunge – essenziell. Das erscheint im Westen eher ungewöhnlich, da uns von Kindesbeinen an nur Zähneputzen beigebracht wird. In der ayurvedischen Lehre ist die mechanische Säuberung der Zunge ein sehr wichtiger Bestandteil zur Erhaltung der Gesundheit.

> „Der Schmutz, der sich an der Zungenwurzel ablagert, behindert die Atmung und schafft üblen Geruch; deshalb sollte man seine Zunge abschaben."
>
> Charaka Samhita, Satrasthana, Vers 75

Ama – die Giftstoffe eines kranken Stoffwechsels – finden sich als dicker Belag auf der Zunge wieder. Und wenn sie belegt ist, wird nach ayurvedischer Auffassung die Atmung flach, da *Prana* im Körper beeinträchtigt wird.

Im Yoga wird die Reinigung durch Reibung mit den Fingern durchgeführt. Im Ayurveda kann die Zunge mithilfe eines Löffels oder einer Zahnbürste gesäubert werden; mittels eines sogenannten Zungenschabers aus gebogenem Metall (z. B. Silber, Kupfer, Gold, Stahl) geht es allerdings am besten. Eine Übung, die vor dem Zähneputzen nur einige Sekunden dauert und keinerlei Vorkenntnisse oder Übung erfordert. Strecken Sie Ihre Zunge weit heraus, und schaben sie allen „Dreck" heraus – ausgehend von der hinteren Zunge in Richtung Zungenspitze. Wiederholen Sie das vier bis fünfmal, bis die Zunge sauber ist. Spülen Sie danach Ihren Mund mit kaltem Wasser aus. Diese morgendliche Prozedur wird täglich wiederholt. Nach wenigen Tagen haben Sie eine neue nützliche Gewohnheit angenommen.

Der abgeschabte Belag hat je nach der Fehlfunktion eines *Dosha* eine andere Farbe. Ein dicker, weißlicher Zungenbelag zeigt einen *Kapha*-Überschuss an, ein gelblicher oder grünlicher Belag eine *Pitta*- oder Gallenstörung, und ein mehr trockener gräulicher oder brauner Belag weist auf ein überschüssiges *Vata* bzw. eine Störung im Dickdarm hin. In der ayurvedischen Diagnose sind dies wichtige Hinweise auf mögliche leichte oder schwerere Gesundheitsstörungen. Die Reinigung der Zunge soll ebenfalls den Geschmackssinn verbessern und vor Mund-, Zahn- und Halserkrankungen schützen. Auf dem Zungengrund nisten sich außerdem zahlreiche geruchsbildende Bakterien ein, was häufige Ursache für Mundgeruch ist. Durch *Jihva Dhauti* werden die bakteriellen Beläge entfernt und die unangenehme Geruchsbildung verringert.

Auch der Zahnpflege *Danda Dhauti* wird besondere Aufmerksamkeit geschenkt. Auf Reisen in Indien sah ich öfters Inder, die ihre Zähne mit einem kleinen, frisch gebrochenen Zweig des Neembaumes putzten. Um daraus eine Art Bürste zu machen, wird dieses biegsame Neem-Stäbchen an einer Seite angeschrägt, und anschließend werden Zähne und Zahnfleisch damit abgerieben und massiert. Die Zweige werden weggeworfen, wenn sie nicht mehr benutzt werden können – ökologisch gesehen eine sehr gute Alternative zu unseren Plastikzahnbürsten. Neem ist stark bitter, wirkt zusammenziehend und frisch und ist daher ein großartiges orales Antiseptikum. Aber auch andere Holzarten wie z. B. der Süßholzbaum werden von den Indern benutzt.

Nun ist es in unseren Breitengraden schwierig, frisch gebrochene Neem-Stäbchen zu bekommen – und wir würden die Benutzung dieser „Zahnbürste" wahrscheinlich als stark gewöhnungsbedürftig empfinden. Eine Alternative sind ayurvedische Zahnpulver, die bereits von mehreren Versandhändlern in Deutschland angeboten werden. Die Zusammensetzung besteht aus verschiedenen ayurvedischen Kräutern, wie z. B. Gewürznelken, Neem, Steinsalz, Trikatu, Triphala, Pfeffer, Kamille, Thymian, Zimt und Lorbeerblättern, um nur einige Bestandteile zu nennen.

Eine weitere Möglichkeit, seiner Mundhöhle etwas Gutes zu tun, ist die morgendliche Spülung mit Sesamöl. Sie ist als wirksame natürliche Entgiftungstherapie in der ganzheitlich orientierten Zahnheilkunde seit Langem bekannt und wird im Ayurveda *„Gandusha"* genannt. Sie ist auch bei Mundgeruch hilfreich, weil durch den verstärkten Speichelfluss ein übersäuertes Mundmilieu basisch wird. Dadurch verlieren schädliche Bakterien ihre Grundlage und natürliche Verhältnisse in der Mundhöhle werden wiederhergestellt.

> „Die Mundspülung mit Öl verhindert Trockenheit von Hals und Lippen, schützt die Zähne und kräftigt das Zahnfleisch."
>
> Charaka Samhita, Sutrasthana 5, 78 – 80

Die kleine Menge von einem Esslöffel kalt gepresstem Sesamöl genügt dafür. Spülen Sie Ihren Mund für 10 bis 15 Minuten und ziehen Sie dann das Öl durch Ihre Zähne. Sehr wichtig ist, das Speichel-Öl-Gemisch nicht herunterzuschlucken, da es als hochtoxisch angesehen wird. Die Giftstoffe und schädlichen Bakterien spucken Sie mit dem Speichel-Öl-Gemisch in die Toilette (beim Waschbecken besteht Verstopfungsgefahr!)

oder alternativ in ein Haushaltstuch aus Papier. Sie spülen den Mund mit kaltem Wasser aus, um die Ölreste herauszubekommen. Anschließend werden die Zähne geputzt.

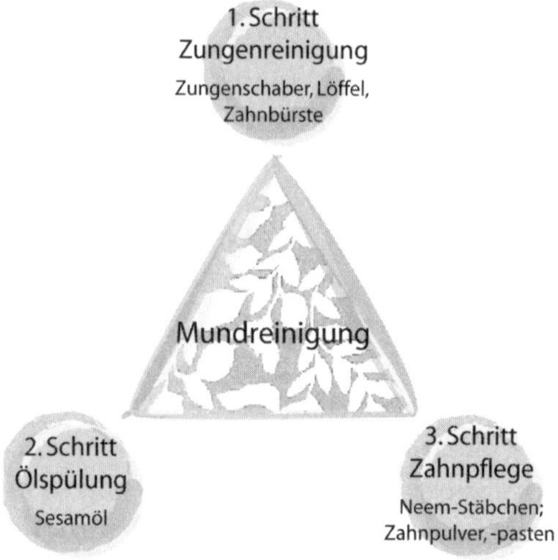

1. Schritt
Zungenreinigung
Zungenschaber, Löffel,
Zahnbürste

Mundreinigung

2. Schritt
Ölspülung
Sesamöl

3. Schritt
Zahnpflege
Neem-Stäbchen;
Zahnpulver, -pasten

Abbildung 13: Yogische und ayurvedische Mundreinigung

14. Vastra Dhauti und Kunjal Kriya – die Magenwäsche

Die Übung der Magenwäsche ist eine nützliche und leicht zu erlernende Reinigungstechnik im Yoga. Leider gehört sie zu den Übungen, denen mit großen Vorbehalten und Unverständnis begegnet wird. Wir sind gewohnt, unsere Außenhülle zu reinigen – Haut, Haare, und Nägel – und vielleicht noch die zugänglicheren inneren Flächen, wie Zähne, Mund und Ohren. Das Konzept, Reinigung auf das Körperinnere zu erweitern, erscheint befremdlich. Im westlichen Verständnis ist das „Sichübergeben" ein Vorgang, der mit Krankheit, Übelkeit und Ekel assoziiert wird. Warum ist es also notwendig, unseren Magen zu reinigen?

Kunjal Krya kommt von *„Kunjara"*, was „Elefant" bedeutet. Diese Übung ist auch unter dem Namen *„Gajakarani"* bekannt. In der *Bhaktisagara Grantha*-Schrift ist die Übung wie folgt beschrieben:

„Was als Gajakarma bekannt ist und was den Körper gegen alle Krankheiten immun macht, ist das Füllen des Magens mit Wasser und das darauf folgende mühelose Erbrechen. Wenn der Elefant mit seinem Rüssel Wasser einsaugt, um es (durch den Rüssel) wieder herauszubringen, womit er seinen Körper von allen möglichen Krankheiten frei hält, dann kann auch der Mensch auf diese Weise sich vor allen möglichen Gebrechen schützen. Wir säubern einen Topf mit Hilfe von Wasser – ebenso können wir unseren Magen mit Hilfe von warmem Wasser reinigen."

Betrachten wir das menschliche Verdauungs- und Atmungssystem. Beide Systeme haben Verbindung zur Außenwelt. Unser Atmungssystem transportiert Luft von außen in die Lungen, und das Verdauungssystem transportiert Nahrungsmittel in den Magen und die Gedärme. Beide Systeme brauchen Schutz gegen Verschmutzung, Reibung und Austrocknung – ein Schutz, der durch Schleim gewährleistet wird.

Im Atmungssystem bewahrt Schleim die zarten Lungengewebe vor der Austrocknung. Bakterien, Staub, und Pollen werden von Schleim eingefangen. Die Stoffe werden im hinteren Teil der Kehle während unseres Schlafes gesammelt, dann geschluckt und zum Magen abtransportiert und verdaut.

In den richtigen Mengen schützt Schleim den Magen vor seinen selbst produzierten Säuren. Dieser Schleim kleidet den Verdauungstrakt so aus, dass die Nahrung besser „rutschen" kann. Bei einem Übermaß von zähem Schleim wird aber die Verdauung durch die Verklebung der Magensaftdrüsen verlangsamt und das Verdauungsfeuer gedämpft.

Die Atmung kann ebenfalls durch zuviel Schleim beeinträchtigt werden. Die Magenwäsche beseitigt diesen Überfluss – egal ob er z. B. von Heuschnupfen oder Allergien stammt bzw. von Schleim fördernden Nahrungsmitteln wie Milch, Joghurt, Käse oder Eiscreme, um nur einige zu nennen.

Gleichgültig, ob Sie sich verschleimt fühlen oder einer anrückenden Erkältung vorbeugen wollen, ist die Magenwäsche sehr nützlich. Eine beträchtliche Schleimmenge wird rasch aus dem Körper entfernt. Der Schleim wird nicht nur aus dem oberen Verdauungstrakt herausgespült, sondern auch Nase und Bronchien werden davon befreit.

Ayurveda lehrt, dass der Magen und die Lungen ein Sitz von *Kapha* sind. Ein Kapha-Ungleichgewicht manifestiert sich oft als übermäßiger Schleim und die Resultate sind Erkältung, Husten oder andere Atemprobleme. Die Magenwäsche wirft ein Zuviel an Schleim heraus. Wenn dieses Ungleichgewicht beseitigt ist, heilt der Körper sich selbst. Das wiedererwachende Feuerelement *Pitta,* das nicht mehr durch *Kapha* gedämpft wird, stärkt nun das Immunsystem. Überflüssiger Schleim, Bakterien und Viren werden vernichtet und die Gesundheit wieder hergestellt. In der *Hatha Yoga Pradipika* ist beschrieben, das Asthma, Husten, Krankheiten der Milz, Lepra, Hautprobleme und weitere Krankheiten durch Vernichtung übermäßigen Schleimes geheilt werden. Das ist dem wiedererstarkenden Feuerelement zu verdanken, das zusätzlich den Geist klärt und schärft. Dadurch erklärt sich, dass sich viele Menschen nach einer Magenwäsche auf der geistigen Ebene wohler fühlen.

André von Lysebeth beschreibt, wie die Mägen unserer heutigen Wohlstandsgesellschaft häufig durch schlechte Essgewohnheiten und falsche Ernährung ihre natürliche Form verloren haben. Der deformierte Magengrund ist tief und ausladend. Daraus ergibt sich, dass er sich niemals völlig entleert und dauernd Nahrungsrückstände enthält, die sauer werden und Säurebildung hervorrufen. Die Rückstände vermischen sich bei der nächsten frischen Mahlzeit, was zu einer Beeinträchtigung der Verdauung und zur Reizung der Schleimhäute in Magen und Darm führt. Die Magenwäsche hilft, alle Rückstände so auszustoßen, dass der Magen völlig gereinigt wird. Dadurch wird viel an Gesundheit gewonnen.

Die Kontraktion der Bauchmuskeln kräftigt und regt die Organe des Bauchbereichs an, was auf körperlicher Ebene den Solarplexus und auf energetischer Ebene das *Manipura-Chakra* stärkt. *Swami Muktibodhananda Saraswati* beschreibt in seinem Kommentar der *Hatha Yoga Pradipika,* wie durch den Brechreflex *Prana* (Lebensenergie) vom *Muladhara-Chakra* zur Kehle emporgezogen wird. Diese aufwärtsgerichtete Bewegung aktiviert alle Chakren in der Wirbelsäule und den umliegenden N*adis.*

Vorbereitung:

Die größte Hürde für Anfänger ist oftmals eine negative Einstellung gegenüber der Magenwäsche. Sich übergeben ist gedanklich mit Krankheit verbunden. Oftmals war dabei im Mund ein schlechter Geschmack von unverdautem Essen und eines übersäuerten Magens – kein Erlebnis also, das man freiwillig wiederholen möchte. Gesalzenes Wasser herauszubringen, lange nachdem die letzte Nahrungsaufnahme stattgefunden hat, ist allerdings eine komplett andere Erfahrung.

Viele Menschen sind nicht gewöhnt, ausreichend zu trinken und dann ist die Aufnahme einer größeren Wassermenge schwierig. Zur Erleichterung empfehle ich, kein Leitungswasser zu nehmen, sondern gefiltertes Wasser. Hilfreich ist, als Vorbereitung auf die Magenwäsche, die täglich zugeführte Wasseraufnahme auf 1,5 bis 2 Liter Wasser zu steigern.

Durchführung:

Zu Beginn wählen Sie einen Morgen, an dem Sie keine Eile haben. Sie brauchen ungefähr eine Stunde, einschließlich der Zeit um nach der Übung zu ruhen. Finden Sie einen Platz, wo Sie 20 bis 30 Minuten ungestört sind: Ein Badezimmer oder eine Toilette reicht aus. Auch ein ruhiger Platz im Freien ist gut, außer bei schlechtem Wetter. Hilfreich ist es, Blase und Darm vorher zu entleeren.

Zwei Teelöffel Salz (9 g) auf einen Liter Wasser sind ausreichend. Salz und Wasser sind gut verrührt. Die Temperatur des Wassers sollte lauwarm sein, damit Sie es trinken können. Zu heißes Wasser geht zu schnell in die Gedärme, wo es dann nicht mehr nach „oben" gebracht werden kann.

Nun beginnen Sie zu trinken. Hocken Sie sich hin mit ihrem Trinkgefäß, am besten mit dem Rücken gegen eine Wand, was zur Entspannung beiträgt. In dieser Haltung werden die Oberschenkel automatisch gegen den unteren Bauch gepresst und verhindern, dass das Wasser zu schnell den Magen verlässt. Sitzen Sie in dieser Position so bequem wie möglich und nehmen Sie einige tiefe Atemzüge. Beschließen Sie das Wasser (etwa 1,5 bis 3 Liter) so schnell wie möglich ohne Pausen zu trinken (ohne den Atem anzuhalten!). Trinken Sie zu langsam, wandert das Wasser in die Gedärme.

Normalerweise denken wir nicht bewusst daran, wie während des Essens oder Trinkens geatmet wird. Mit dieser Reinigungstechnik wird uns dies aber wegen der großen Wassermenge und der kurzen Übungszeit rasch bewusst. Wasser und Luft nehmen beide den gleichen Weg durch die Kehle, bevor das Wasser in die Speiseröhre und die Luft in die Luftröhre geht. Gleichmäßig und entspannt atmen (abwechselnd mit schlucken) hält die Konzentration wach und hilft, so viel Wasser wie möglich auf einmal zu trinken. Trinken Sie, bis das Wasser alle ist. Wenn sich der Magen unbequem voll anfühlt, ist das in Ordnung – das Wasser wird sowieso gleich wieder hinausbefördert. Je voller sich der Magen anfühlt und je zügiger die Übung durchgeführt wird, umso leichter schießt das Wasser anschließend heraus. Der Magen hat sich in den letzten zwölf oder mehr Stunden seit der letzten Mahlzeit zusammengezogen, sodass er sich jetzt ausdehnen muss. Dabei wird Schleim von den Magenwänden freigesetzt.

Wenn das Trinken beendet ist, stehen Sie auf und beugen sich von der Hüfte aus in einem 90-Grad-Winkel. Sie können das Gewicht Ihres Torsos stützen, indem Sie eine Hand oberhalb eines Knies setzen. Besser wäre es, darauf zu verzichten und wie folgt weiterzumachen: legen Sie eine Hand auf den Bauch und führen Sie die andere Hand zum Mund. Führen Sie dann Zeige- und Mittelfinger so tief in den Hals hinein, dass der Brechreflex hervorgerufen wird. Achten Sie auf kurz geschnittene und saubere Fingernägel. Durch Auslösen des Brechreflexes wird ein Zusammenziehen der Bauchmuskulatur erzeugt und der Mageninhalt (Wasser und Schleim) kraftvoll hinaus befördert. Mit der Hand auf dem Bauch können Sie diesen Vorgang noch forcieren, indem Sie leicht gegen die Bauchwand drücken.

Unterdrücken Sie auf keinen Fall den Brechreflex: Halten Sie Kehle und Mund entspannt und weit offen. Auf diese Weise werden Sie eine große Wassermenge in wenigen Sekunden los. Mit etwas Übung wird man in der Lage sein, sogar ohne Benutzung Ihrer Finger diese Übung erfolgreich durchzuführen. Beugen Sie sich einfach nach vorne, kontrahieren Sie die Bauchmuskeln, öffnen Sie Mund und Kehle. Alles ist in ein paar Sekunden vorbei.

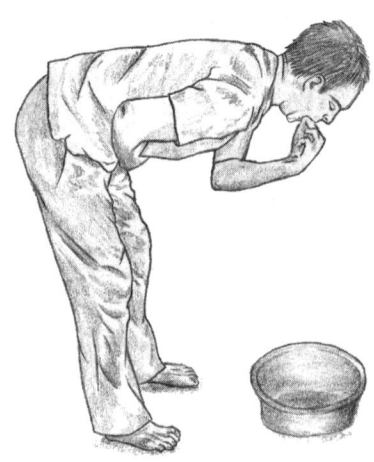

Abbildung 14: Haltungen für die einfache Magenwäsche

Manchmal kann es schwierig sein, das restliche Wasser aus dem Magen zu bekommen. Geben Sie nicht zu rasch auf. Oft ist im letzten Teil der meiste Schaum mit verflüssigtem Schleim. Wenn Sie einen sauren oder bitteren Geschmack im Mund fühlen, ist das Ende der Magenwäsche erreicht. Der bittere Geschmack rührt von der Galle her, die durch die Kraft des Erbrechens von den Gedärmen zum Magen gekommen ist. Der saure Geschmack bedeutet, dass Sie Ihr letztes Abendessen zu spät zu sich genommen haben und der Magen noch nicht zu einem weniger säurehaltigen Ruhezustand zurückgekehrt ist.

Wenn Sie die Magenwäsche beendet haben, ruhen Sie für 20 bis 30 Minuten. Erst nach dieser Ruhezeit können Sie ein Frühstück zu sich nehmen. Einige Yoga-Schulen empfehlen als erste Nahrungsaufnahme einen flüssig gekochten Milchreis, der mit Rohrzucker gesüßt ist. Andere geben keine speziellen Anweisungen.

Haben Sie nur wenig oder gar kein Wasser erbrochen, werden Sie eine längere Ruhephase brauchen, bevor Sie irgendetwas tun möchten. Das aufgeblähte Gefühl im Magen wird nach und nach verschwinden, je mehr das gesalzene Wasser in die Gedärme wandert. Auch das ist gut, da die salzige Lösung alte, festsitzende Kotreste zu lösen beginnt und den Darm reinigt. Erwarten Sie daher lockeren Stuhl und/oder regelmäßiges Wasserlassen während der nächsten ein oder zwei Stunden.

Es hat einigen Mut und Anstrengung gebraucht, die Magenwäsche zu üben. Lassen Sie jetzt nicht nach! Üben Sie drei Tage hintereinander, oder mehrmals in einer Woche, und danach einmal die Woche für den Rest des Monats. Anschließend, wenn Sie Erfahrung haben, üben Sie einmal im Monat oder wenn Sie das Bedürfnis dazu verspüren. Bei regelmäßiger Übung werden Sie ein leichtes und „sauberes" Gefühl im Brustkorb und oberen Verdauungstrakt bemerken. Ein Gefühl der Dankbarkeit und des Wohlbefindens stellt sich ein. Die Übung wird zur Selbstverständlichkeit und zu einem integrierten Teil Ihrer Reinigungspraxis.

Die Übung der Magenwäsche ist bei folgenden Zuständen und Krankheiten nicht zu empfehlen: hoher Blutdruck, Herzkrankheiten, Magengeschwüre, Magenübersäuerung, Zwerchfellbruch, Bulimie und andere Essstörungen, Schwangerschaft, Menstruation und Stillzeit.

Insbesondere während des Wechsels der Jahreszeiten ist die Magenwäsche hilfreich, auch in der kalten Jahreszeit, wenn um Sie herum viele Menschen erkältet sind. Üben Sie, wenn Sie die ersten Anzeichen einer heraufziehenden Erkältung bemerken. Wenn Sie Symptome bemerken (auch ohne Halsschmerzen oder andere ernsthafte Erkältungsanzeichen), wird Ihnen die tägliche Magenwäsche helfen, den entstehenden Schleim zu entfernen und zur rascheren Wiedergenesung beitragen.

Magenwäsche für Fortgeschrittene – *Vastra Dhauti*

> „Einen Streifen aus feuchtem Tuch, vier Angulas (Finger) breit und fünfzehn Handlängen lang, ist langsam zu schlucken und dann herauszuziehen, wie der Guru es lehrt. Dies ist bekannt als Dhauti.
>
> Es gibt keinen Zweifel, dass Husten, Asthma, Krankheiten der Milz, Lepra und zwanzig andere Arten von Krankheiten, verursacht durch übermäßigen Schleim, vernichtet werden durch die Effekte von Dhauti Karma."
>
> Hatha Yoga Pradipika, Kap 2, Vers 24 – 25

Wenn wir eine leere Milchflasche mit klarem Wasser ausspülen, ist sie schon sauberer, aber es wird ein milchiger Rest in der Flasche verbleiben. Nehmen wir eine Bürste, haben wir mehr Erfolg – das Glas wird gänzlich klar und sauber. Die mechanische Wirkung der Bürste verstärkt und vollendet die reinigende Kraft des Wassers. So können wir einen Vergleich zwischen der einfachen Magenwäsche *(Kunjal Kriya)* und der fortgeschrittenen Magenwäsche *(Vastra Dhauti)* herstellen. Die letztere wirkt intensiver, ist aber mit mehr Aufwand verbunden. *Vastra Dhauti* darf **nur** unter Anleitung eines erfahrenen Lehrers praktiziert werden. Es kann mehrere Wochen und Monate brauchen, bis Sie diese Übung vollständig beherrschen. Dennoch wird die Mühe reich belohnt und wer *Vastra Dhauti* erlernt hat, wird es nicht mehr missen wollen. Das Prinzip ist ganz einfach. Kochen Sie einen Baumwollstreifen von 1,5 bis 7 Metern Länge aus, schlucken Sie ihn langsam in den Magen hinunter und ziehen sie ihn dann schnell heraus. Spätestens nach der Beschreibung dieser sonderbaren Methode hält Ihre Umgebung Sie bestenfalls für etwas überspannt. Aber warum ist diese Art der Reinigung bei den Yogis so hoch angesehen?

Vorbereitung:

Gehen wir zunächst die einzelnen Schritte durch. Sie brauchen ein Glas Wasser, einen Stoffstreifen spezieller Art und eine Gabel. Dann nehmen Sie einen einfachen, ausrangierten Kochtopf, in dem das Auskochen stattfinden kann. Sie sollten ihn nicht mehr zum Essenkochen benutzen. Der Stoffstreifen besteht aus glatter und reiner Baumwolle und sollte speziell für die Magenwäsche hergestellt sein. Zu Beginn der Übungspraxis sollte er nicht länger als 0,5 Meter sein. Suchen Sie sich einen ungestörten Platz, wo Sie frühmorgens ca. eine Stunde Ruhe finden können. Die Übung wird mit leerem Magen praktiziert, und es ist sinnvoll, vorher Darm und Blase zu entleeren. Das Auskochen des Baumwollstreifens hat den Sinn, ihn zu desinfizieren und zu befeuchten. Es ist unmöglich, ihn trocken hinunterzubringen.

Durchführung:

Nach dem Auskochen nehmen Sie ein Tuchende mit der Gabel aus dem Kochtopf, formen ein kleines Knäuel und legen es auf die Zunge so weit wie möglich in die Kehle hinein. Nun beginnen Sie den Streifen zu schlucken.

Fast augenblicklich wird der Brechreflex einsetzen. Sie beginnen zu würgen, Wasser schießt eventuell in die Augen, und Sie brechen die Übung ab. Sicherlich kein ermutigendes Erlebnis für den ersten Einstieg. Haben Sie Geduld mit sich! Beginnen Sie am nächsten Tag wieder. Langsam, Zentimeter für Zentimeter werden Sie den Streifen schlucken können, und Sie gewinnen die Kontrolle über den Brechreflex. Das kann einige Wochen und Monate dauern.

Die Übung darf nicht länger als 10 bis 15 Minuten dauern, da ansonsten das Tuch durch den Magenausgang (Pförtner) in den Zwölffingerdarm wandert. Der Pförtner ist ein starker Schließmuskel, der das Baumwolltuch packt und nur schwer wieder hergibt. Diese Situation ist mir einmal passiert. Das Tuch wurde so stark vom Pförtner festgehalten, dass ich es zuerst nicht mehr herausziehen konnte. Mit erheblichem

Kraftaufwand gelang es mir endlich; ca. 3 cm von dem Tuch waren gelblich verfärbt. Der gelbliche Teil erhielt seine Farbe durch die Verdauung im Zwölffingerdarm.

Wenn das Tuch bis auf einen kleinen Zipfel verschluckt ist, wird es wieder herausgezogen. Fast augenblicklich stellt sich ein ungemein angenehmes, klares und sauberes Gefühl im Brustkorb ein. Das schleimige Tuch wird dann ausgewaschen und der Topf gespült. Begeben Sie sich danach für 20 Minuten in eine Ruhehaltung, und spüren Sie Ihren Empfindungen nach.

Vor langer Zeit entdeckten die Yogis die *Shatkarmas,* um Menschen gesundheitlich zu helfen und auf den spirituellen Weg vorzubereiten. Auch wenn sie dem westlichen Geist fremd erscheinen, entfalten sie bei Aufgeschlossenheit des Übenden und regelmäßiger Übungspraxis ihre helfenden Wirkungen.

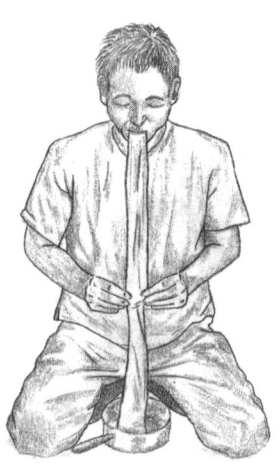

Abbildung 15: Magenwäsche für Fortgeschrittene – *Vastra Dhauti*

15. Nauli – „wichtigste" Übung des Hatha Yoga?

In den Kapiteln über *Shankaprakshalana* (Darmreinigung) und *Neti* (Nasenwäsche) werden Reinigungstechniken beschrieben, die mit Wasser durchgeführt werden. *Nauli* hingegen arbeitet mit der Energie des inneren Feuers.

> Nauli ist die allererste (wichtigste) der Übungen im Yoga. Es entzündet das Feuer der Verdauung, beseitigt schlechte und langsame Verdauung, alle Unregelmäßigkeiten der Doshas, und bringt „Glücklichsein" hervor.
>
> Hatha Yoga Pradipika, Teil II, Vers 34

Wie wir wissen, haben Yoga-Übungen generell eine positive Wirkung auf den gesamten Menschen. Daher erstaunt dieser Vers, der eine vergleichsweise unbekannte Übung in seinen Wirkungen so heraushebt.

Nauli und *Shatkarma*

Shatkarma – die Reinigungstechniken des Yoga – werden zur Vorbereitung von *Pranayama* und Meditation geübt sowie um die *Doshas* ins Gleichgewicht zu bringen. Innere Säuberung des grobstofflichen Körpers bedeutet eine hohe Prävention gegen mögliche Krankheiten. Eine weitere Eigenschaft von *Shatkarma* ist die Vitalisierung des Übenden – das Anheben seiner Energie und damit seiner Fähigkeit, kraftvoll und bestimmt sein Leben zu gestalten. *Nauli* – das willentliche Rotieren des großen Bauchmuskels ist wie kaum eine andere

Übung im *Hatha Yoga* dazu geeignet, schnell und mit großer Macht Energie hervorzubringen.

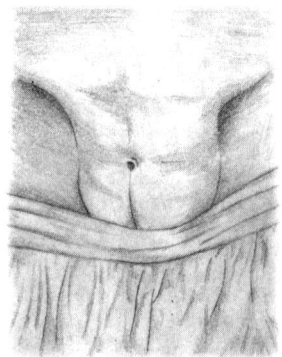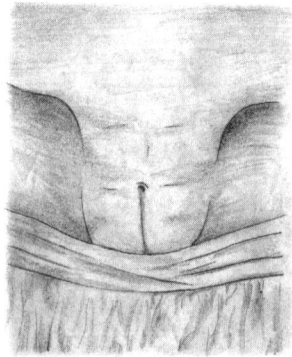

Abbildung 16: Die Durchführung von *Nauli*

In der *Gheranda Samhita* wird die Übung als *Lauliki* bezeichnet, in der *Hatha Yoga Pradipika* als *Nauli*. Das Sanskritwort *Nala* bedeutet Nabelstrang und bezieht sich auf den großen Bauchmuskel. *Lauliki* kommt vom Wort *lola,* was „rollen" bedeutet. Das Grundprinzip von *Nauli* ist das Isolieren und Hervortreten des Bauchmuskels (Rektus abdominis), der kreisförmig rotiert wird. Dies ist ein ehrgeiziges Ziel, das oft wochenlange Vorbereitung und Übung benötigt.

Nauli darf frühestens vier Stunden nach einer Mahlzeit geübt werden. Die Füße etwa hüftbreit auseinander, stehen Sie mit den Händen auf die Oberschenkel gestützt. In dieser Vorbeuge atmen Sie nun so tief und kraftvoll wie möglich aus. Um *Jalandhara Bandha* (Kehlverschluss) einzunehmen, wird das Kinn auf die Brust gelegt und die Stimmritze verengt. Fast automatisch erfolgt nach der Ausatmung *Uddiyana Bandha* – das vollständige Einziehen des Bauchraumes.
Lassen Sie den Bauchmuskel nun hervortreten *(Madhyama Nauli)*. Wenn Sie Ihren Bauch jetzt ansehen, werden Sie den

großen Bauchmuskelstrang ausgehend vom Brustbein bis zur Schamgegend deutlich sehen. Entspannen Sie nun die Bauchmuskulatur, atmen Sie langsam ein und kommen Sie dann in eine Stehhaltung zum Nachspüren. Spüren Sie eine warme Energie, die vom Bauchraum nach oben steigt?

Aller Anfang ist schwer – lassen Sie sich nicht durch anfängliche Schwierigkeiten entmutigen! Die Wirkungen von *Nauli* werden Sie für Ihre Mühen reich belohnen.

Die nächste Stufe ist das Rotieren des großen Bauchmuskels. Nachdem er isoliert hervorgetreten ist, verlagern Sie Ihr Körpergewicht auf den linken Arm und Fuß und versuchen, den Bauchmuskel auch nach links zu ziehen. Das Gleiche auf der rechten Seite; wenn beides gelingt, ist es leicht, den Bauchmuskel links- und rechtsherum kreisen zu lassen – *vama-daksina-Nauli (linkes und rechtes Nauli)*. Dieser Teil ist erfahrungsgemäß der schwierigste, da wir normalerweise nicht ausreichend Bewusstsein und Kontrolle über die Bauchmuskulatur haben. Üben Sie einige Male am Tag und bald werden Sie Meisterschaft in dieser Übung erlangen.

Die Wirkungen von *Nauli*

Diese Übung hat ihren lokalen Arbeitspunkt im Bauch, wo die feinen Verästelungen des Solarplexus sowie die Verdauungsorgane liegen. Letztere werden durch diese Übung massiert und die Blutzufuhr erhöht. Die Stimulation des Verdauungs- und Ausscheidungssystems ist eine mächtige Wirkung von *Nauli*. Der Appetit und eine träge Verdauung werden angeregt. Aus ayurvedischer Sicht wird *Agni,* das Verdauungsfeuer angefacht, was übermäßigen Schleim und Fett *(Kapha)* reduziert.

Zudem werden durch die starken Druckänderungen im Bauchraum, Blähungen und Gase aus dem Darm befördert. Dieser Vorgang ist für unsere Gesundheit von enormer Bedeutung. Wenn wir schlecht oder zu schnell kauen, bleiben Nahrungsbestandteile im Darm hängen, die nicht von der Darmschleimhaut aufgenommen werden. Darmbakterien zersetzen diese Reste und daraus entstehen Gärungs- und

Fäulnisprodukte mit toxischer Wirkung. Durch *Nauli* entweichen diese Gase.

Ich empfehle gerne *Nauli* für Menschen, die an der Steigerung ihres Selbstbewusstseins arbeiten wollen. Durch diese Übung erlangen Sie Kontrolle über einen Körperbereich, der heutzutage selten gefordert wird. Den vorderen geraden Muskelstrang einzeln und unabhängig von den anderen (z. B. den quer verlaufenden) Bauchmuskeln anzuspannen und die anderen Muskeln dabei zu entspannen, ist eine große willentliche Leistung, die Anerkennung verdient. Die Kraft liegt nun mal im Bauch.

Zusätzlich sitzt in dieser Region das *Manipura-Chakra,* das mit Eigenschaften wie Feuer, Dominanz, Selbstbehauptung, Kampf, Wettbewerb und Ähnlichem verbunden ist. Eine Stärkung dieser Eigenschaften im positiven Sinne gehört meiner persönlichen Erfahrung nach zu den bemerkenswertesten Wirkungen. *Nauli* wird zudem nachgesagt, dass es Faulheit, Trägheit, Energiemangel und emotionale Ungleichgewichte beseitigt und die Willenskraft und Kontrolle über Appetit sowie von „sinnlichen Begierden" erhöht.

Vielleicht sind das die Gründe, warum diese Übung nach der *Hatha Yoga Pradika* „glücklich" macht. Ob *Nauli* in Ihrer täglichen Yoga-Praxis zur wichtigsten Übung wird? Ich wünsche Ihnen viel Erfolg dabei.

Kontraindikationen

Nauli darf während der Mensis nicht geübt werden. Ferner nicht bei Herz-Kreislauf-Erkrankungen, Bluthochdruck, Zwerchfellbruch, Magen- oder Zwölffingerdarm-Geschwüren und bei Menschen mit inneren Verletzungen oder nach Bauchoperationen.

16. Agni Sara – die Kraft der Sonne in sich wecken

A*gni Sara* bedeutet „das Sonnensystem energetisieren". Eine andere Bezeichnung für diese Übung ist *Vahnisara Dhauti* – *Vahni* und *Agni* bedeuten Feuer, *Sar* bedeutet Essenz. Die „Essenz des Feuers" ist in der Nabelregion lokalisiert. Was schreibt die *Gheranda Samhita* über diese Reinigungstechnik?

> „Bringe den Nabelknoten dicht an das Rückgrat einhundertmal. Das ist die Agni Sara Dhauti, welche den Yogis Erfolg im Yoga bringt. Sie beseitigt die Magenkrankheiten und facht das Verdauungsfeuer an. Diese Dhauti muss streng geheim gehalten werden und ist selbst für die Götter schwer zu erreichen. Allein durch deren Ausführung erlangt man sicherlich den göttlichen Leib."
>
> Gheranda Samhita, Kapitel 1, Vers 20,21

Die Wirkungen dieses *Shatkarmas* sind so umfassend, dass diese Übung von anerkannten Yoga-Meistern wie *Swami Rama* als die „Meisterübung" und als kraftvollste aller yogischen Techniken zur Reinigung und Energetisierung des Körpers und Geistes angesehen wird. Sollten Sie keine Zeit für eine regelmäßige und längere Yoga-Übungspraxis in ihrem dicht gedrängten Terminplan finden, dann wird diese Reinigungstechnik empfohlen. Wenn Sie einzig diese Übung wenige Minuten am Tag üben, werden Sie mannigfache Resultate erzielen – vorausgesetzt diese Übung wird über Monate sauber entwickelt und regelmäßig geübt, ohne dass Sie über ihre Grenzen gehen.

Obwohl diese Übung in die Gruppe von *Dhauti* (der Reinigung des Magen-Darm-Traktes) fällt, kann sie auch zu den

Pranayama-Übungen des Yoga gerechnet werden. *Agni Sara* ist eine grundlegende Technik, um *Pranayama* zu entdecken und zu entwickeln. Eine kraftvolle Übung, die stimuliert, ruhende Energie erweckt und Hitze im Körper schafft. Sie beinhaltet eine Anzahl von verschiedenen physiologischen Effekten mit sehr positiven Wirkungen.

Hier eine Aufzählung einiger Wirkungen von Agni Sara: Es ...

- stimuliert die Verdauung und die Ausscheidung
- reduziert die Neigung zur Verstopfung
- erhöht die Umwandlung und Aufnahme der Nahrung
- erhöht die Blut- und Lymphzirkulation im ganzen Körper
- erhöht das Bewusstsein für die Bauchregion und stärkt die Bauchmuskeln
- regt sanft das Herz-Kreislaufsystem an
- massiert sanft das Herz, Lungen und Bauchorgane
- erhöht Vitalität und Lebenskraft
- unterstützt die Sexualfunktion durch Stärken der Beckenmuskulatur
- ist nützlich als Vorbereitung für *Kapalabhati* (siehe *Kapha*)
- wirkt belebend auf den *Solarplexus (Manipura-Chakra)* und führt die Lebensenergie nach „oben".

Wann soll Agni Sara nicht geübt werden:

- bei Herzkrankheiten und/oder Bluthochdruck
- bei Magengeschwüren und Zwerchfellbruch
- mit vollem Magen (nicht früher als drei Stunden nach dem letzten Essen üben)
- während der Schwangerschaft
- während der Menstruation.

Wie bereits bei anderen *Shatkarmas* beschrieben, ist die Übung nicht während der Mensis angeraten. Die Menstruation selbst ist eine Reinigung. Im Yoga wird sie als Manifestation eines nach unten gerichteten Energieflusses angesehen, währenddessen *Agni Sara* eine aufwärtsgerichtete Energie stimuliert und erweckt. So kann *Agni Sara* tendenziell die Reinigung über die Mensis stören.

Agni Sara wird in drei Stufen erlernt. In jeder werden die Bewegungen der Bauchmuskeln zusammen wie Instrumente in einem Orchester sorgsam aufeinander abgestimmt. Wie eine Partitur baut eine Stufe auf die nächste auf. Lassen Sie sich Zeit und nehmen Sie besser keine scheinbare Abkürzung. Es lohnt sich!

- **Die erste Stufe: *Akunchana Prasarana***

  Die Bedeutung der Wörter *Akunchana Prasarana* lauten zusammenziehen, pressen und loslassen. Dieser Name bezieht sich auf den Rhythmus der Bauchmuskelbewegungen, der zwischen Kontraktion und Entspannung wechselt.

  Alle drei *Agni-Sara*-Übungen entstehen aus derselben Standposition. Stellen Sie die Füße etwas weiter als hüftbreit auseinander, beugen Sie den Rumpf nach vorne und platzieren Sie Ihre Hände auf den Oberschenkeln, die Daumen

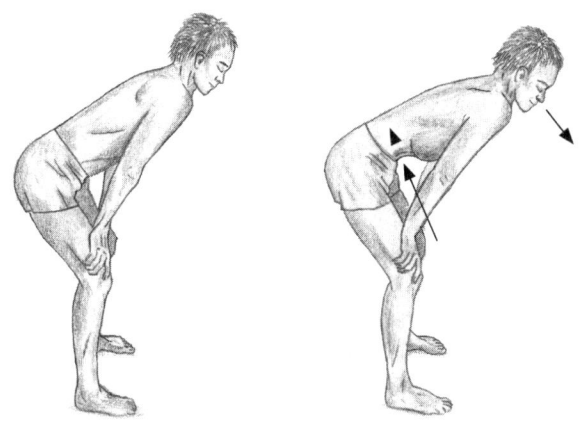

Abbildung 17: *Agni Sara* 1. Stufe – *Akunchana Prasarana;* durch die Ausatmung entsteht die konkave Bauchform

zeigen nach unten. Lassen Sie dabei etwas Raum zum Knie-
gelenk hin, sodass Ihr Gewicht nicht auf der Kniescheibe
ruht, sondern wirklich von den Oberschenkeln getragen
wird. Jetzt haben die Bauchmuskeln die Möglichkeit, sich
vollkommen in dieser Haltung zu entspannen. Der Kopf
befindet sich in einer natürlichen, aufrechten Position (oder
schauen Sie zum Boden vor Ihre Füße). Beide Kopfhaltun-
gen sind möglich.

Richten Sie sich bequem in dieser Stellung ein, und beginnen Sie Ihren Atem zu beobachten. Atmen Sie ruhig und
gleichmäßig, mit gleicher Länge von Ein- und Ausatmung,
geräuschlos durch die Nase.

Wenn Ihr Atem sich in dieser Weise stabilisiert hat, beginnen Sie mit *Akunchana Prasarana* im Wechselspiel Ihrer
Atmung. In der Ausatmung ziehen Sie langsam und sanft
die Bauchdecke in Richtung der Wirbelsäule. Visualisieren
Sie, dass Ihr Bauchnabel sich mehr und mehr der Wirbelsäule nähert und zum Ende der Ausatmung diese berührt.
Atmen Sie aus, bis sich keine Luft mehr in den Lungen
befindet. Die Bauchdecke erhält eine konkave Form.

Bitte machen Sie jetzt keine längere Atempause, sondern
lassen Sie die Atmung gleich wieder fließen. In der Einatmung lassen Sie die kontrahierten Bauchmuskeln wieder
kontrolliert, sanft und langsam los. Der Bauchnabel wandert in seine ursprüngliche Position. Es sollte weder im
Fluss Ihrer Atmung noch in den Bewegungen der Bauchmuskeln zu irgendeiner Zeit ein Stocken oder eine Pause
vorkommen.

Pressen Sie in der Einatmung nicht Ihren Bauch „künst-
lich" nach vorne, sondern lassen diese Bewegung mit der
natürlichen Einatmung enden. Ohne Pause starten Sie dann
wieder mit der Übung.

Wie bereits erwähnt, sollte der Magen leer sein, wenn *Agni
Sara* durchgeführt wird. Mindestens drei Stunden sollten

nach der letzten Nahrungsaufnahme vergangen sein. So bietet sich der frühe Morgen als Übungszeit an, die Zeit vor den Mahlzeiten, oder bevor wir ins Bett gehen. Manche Menschen erleben *Agni Sara* als stimulierend und wach machend. In diesem Fall ist es empfehlenswert, nicht abends vor dem Schlafengehen zu üben. Sinnvoll ist es, verschiedene Zeiten auszuprobieren und die Wirkung auf Verdauung und Energieniveau direkt zu erfahren.

Wie viele Durchgänge sollten hintereinander geübt werden? Das hängt von Ihnen selbst ab. Bleiben Sie in einer komfortablen Größenordnung. Zwei bis drei Übungsdurchgänge mit 5 bis 10 Wiederholungen sind ein guter Start. Erhöhen Sie dann für jede Runde auf 15 bis 30 Wiederholungen. Nach zwei Monaten regelmäßiger Übungspraxis sind Sie bereit für die zweite Stufe von *Agni Sara*.

- *Die zweite Stufe: Das Bilden des Wurzelverschlusses*

  Es mögen nun einige Wochen vergangen sein und durch die regelmäßige Übung von *Akunchana Prasarana* haben Sie Stärke, Achtsamkeit und Kontrolle um den *Solarplexus* gewonnen. Nun sind Sie bereit für die zweite Stufe von *Agni Sara*. Sollte dies (noch) nicht der Fall sein, üben Sie unverdrossen weiter die erste Übungsstufe. Es gibt keine Notwendigkeit zur Hast und Eile. Den zweiten Schritt zu wagen, bevor der erste Schritt nicht komplett gemeistert ist, kann für später eher hinderlich sein.

- *Vorstufe zum Erlernen des Wurzelverschlusses*

  Die zweite Stufe von *Agni Sara* beinhaltet die Bildung des sogenannten Wurzelverschlusses – das willentliche Zusammenziehen und anschließende Halten der Schließmuskeln von Darm, Harntrakt und der gesamten Gesäßmuskulatur. Die Übung *Aswini Mudra* trainiert den Teil Ihrer unteren Beckenregion. Legen Sie sich mit dem Bauch auf den Boden, die Stirn auf die verschränkten Unterarme. Die Beine und Füße liegen in Ihrer ganzen Länge aneinander.

Beginnen Sie nun, von Ihren Füßen ausgehend hoch zum Gesäß, Ihre Muskulatur anzuspannen. Im Bereich Ihrer Pobacken „rollen" Sie die Muskulatur zur Mitte hin zusammen (siehe Bild). Erhöhen Sie sanft die Muskelspannung, als ob der Anus in das Rektum verschwinden würde. Als Ergebnis werden die Gesäßhälften und die Schließmuskeln sehr fest werden. Halten Sie kurz die gesamte Anspannung für drei bis fünf Sekunden, dann lassen sie so langsam los, wie die Anspannung aufgebaut wurde. Machen Sie 5 bis 10 Wiederholungen, und üben Sie *Aswini Mudra* zwei bis drei Wochen.

Wenn Sie die Übung gemeistert haben, können Sie in einer stehenden Position die Schließmuskeln einzeln anspannen – *ohne* die Muskeln in den Gesäßhälften mit einzubeziehen. Dies ist der Wurzelverschluss *(Mula Bandha),* ein wichtiger Teil der zweiten Stufe von *Agni Sara.* Halten Sie die gesamte Anspannung des Beckenbodens während der **gesamten** Ausatmung und der **halben** Einatmung. Die Entspannung erfolgt in der zweiten Hälfte der Einatmung. Wenn Sie dies bequem und ohne Anstrengung zehnmal wiederholen können, können wir die gesamte zweite Stufe von *Agni Sara* angehen.

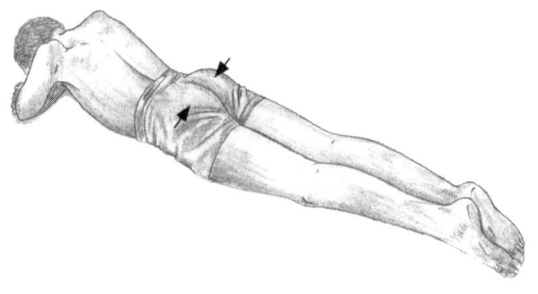

Abbildung 18: *Aswini Mudra*

- *Die zweite Stufe von Agni Sara: Erlernen und Üben*

Nehmen Sie die gleiche Ausgangsposition ein, die Sie auch für *Akunchana Prasarana* benutzt haben. Atmen Sie ruhig und gleichmäßig, bis ihr Atem in einer ruhigen Wellenbewegung fließt.

Bilden Sie den Wurzelverschluss, wenn Sie beginnen auszuatmen. Und gleichzeitig – während der Ausatmung – beginnen Sie mit der Kontraktion Ihrer Bauchmuskeln. Das Anspannen erfolgt in einer wellenförmigen Bewegung, beginnend von der Beckenregion und dann aufwärts die gesamte Bauchmuskulatur erfassend. Zunächst werden die Bauchmuskeln unterhalb des Bauchnabels angespannt und Stück für Stück werden dann die oberen Bauchmuskeln mit einbezogen. So macht diese Muskelbewegung ihren Weg von unten nach oben, bei gleichzeitiger fortschreitender Bewegung hin zur Wirbelsäule.

Abbildung 19: *Agni Sara* 2. Stufe – Wurzelverschluss

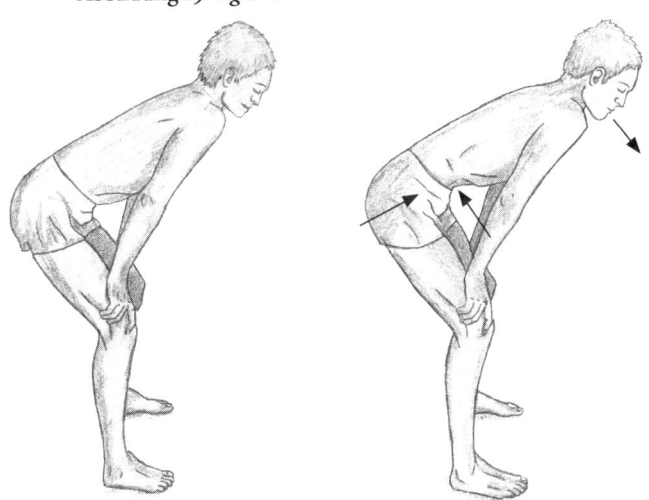

19/1 Standposition   19/2 Wurzelverschluss setzen
                                      Beginn Ausatmung
                                      Kontraktion der Bauchmuskeln unter
                                      dem Nabel

Am Ende der Ausatmung ist die gesamte Bauchdecke eingezogen, sodass der Bauch eine konkave Form angenommen hat. *Ohne anzuhalten* lassen Sie nun mit dem Anfang der Einatmung langsam und kontrolliert die Spannung in umgekehrter Reihenfolge los, beginnend mit den Bauchmuskeln oberhalb des Nabels. Halten Sie den Wurzelverschluss noch kurz bis ungefähr zur Hälfte der Einatmung. Lösen Sie dann auch den Wurzelverschluss in der zweiten Hälfte der Einatmung, während Sie weiterhin die restlichen Bauchmuskeln entspannen. Wiederholen Sie dann die gesamte Übungssequenz.

Die Schwierigkeit dieser Stufe von *Agni Sara* liegt in der exakten Koordination mehrerer parallel ablaufender Aktionen in Brust-, Bauch- und Beckenregion. Viele Menschen haben Schwierigkeiten, die obere und untere Bauchmuskulatur zu unterscheiden.

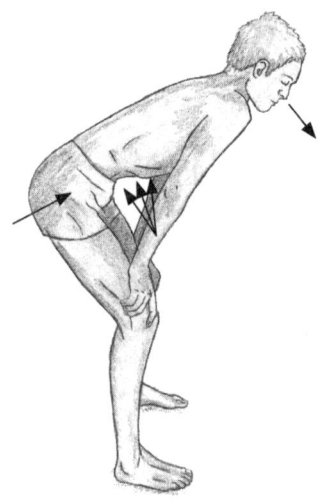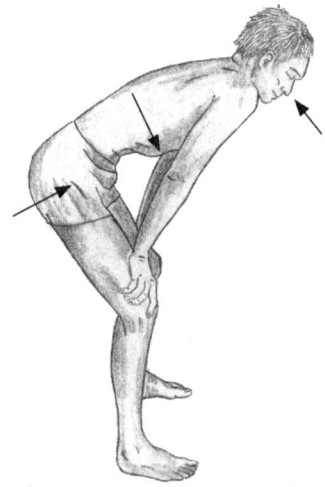

19/3 Weitere Ausatmung
    Kontraktion der Bauch-
    muskeln über dem Nabel

19/4 Beginn Einatmung
    Entspannung der Bauch-
    muskeln über dem Nabel

Dies mag zu Anfang der Übungspraxis etwas verwirrend sein, aber lassen Sie sich bitte nicht entmutigen. Nach kurzer Zeit werden Sie die einzelnen Muskelgruppen im richtigen Zeitablauf gezielt an- und entspannen und ruhig dabei atmen können.

Auch für die zweite Stufe sind die Übungszeiten frühmorgens und vor den Mahlzeiten zu empfehlen. Experimentieren Sie und finden Sie Ihre optimale Übungszeit. Beginnen Sie mit zwei bis drei Sitzungen von 5 bis 10 Wiederholungen und steigern Sie langsam auf 20 bis 30 Wiederholungen. Sie benötigen ungefähr fünf Minuten für die Übung. Sie können diese Übung auch während der Pause am Arbeitsplatz ausführen – in Ihrem eigenen Büro oder dort, wo sie sich zurückziehen und die Türe schließen können. Gönnen Sie sich die Zeit für Ihre Gesundheit und ihr Wohlbefinden.

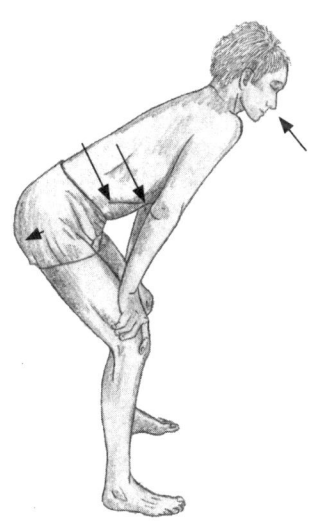

19/5 Vollständige Einatmung
Entspannung der Bauchmuskeln unter dem Nabel
Vollständige Lösung des Wurzelverschlusses

- *Die dritte Stufe von Agni Sara:*
  Die komplette Übung lernen

  Wenn Sie wiederum nach ca. zwei Monaten die zweite Stufe von *Agni Sara* gemeistert haben, können Sie den nächsten und letzten Gipfel erklimmen – das Erlernen der kompletten Übungssequenz. Diese ist wahrlich nicht einfach und beinhaltet einen neuen Übungsteil – den Bauchlift *Uddiyana Bandha*. Dieser Übungsteil ist uns bereits früher in diesem Buch bei der Reinigungstechnik *Nauli* begegnet.

- *Erlernen von Uddiyana Bandha – dem Bauchlift*

  Nehmen Sie die gewohnte stehende Ausgangsposition für *Agni Sara* ein. Beugen Sie Ihren Kopf soweit wie möglich nach unten, bis Ihr Kinn auf der Brust liegt. Diese Position wird *Jalandhara Bandha,* der Kinnverschluss genannt. Atmen Sie tief aus, weiten Sie den Brustkorb und entspannen Sie die Bauchmuskeln. Fast automatisch wird die gesamte Bauchdecke vom Schambein bis zum unteren Ende des Brustbeins eingezogen. Mit etwas Übung nimmt der Bauch eine konkave Form an, die sich bis unter die Rippen erstreckt. Kurz halten; entlassen sie langsam und kontrolliert diese Muskelspannung und richten Sie sich langsam wieder in eine gerade Haltung auf. Heben Sie den Kopf, und atmen Sie sanft.

  Halten Sie zu Beginn den Bauchlift, solange er Ihnen bequem ist, ohne über Ihre Grenzen zu gehen. Mit zunehmender Übungspraxis von mehreren Wochen können Sie den Bauchlift auf bis zu 30 Sekunden oder mehr ausdehnen. Üben Sie mit leerem Magen – die letzte Mahlzeit muss mindestens drei Stunden zurückliegen. Gehen Sie vor der Übung auf die Toilette.

  Kontraindikationen

  Menschen mit gesundheitlichen Problemen wie Herzkrankheiten, Bluthochdruck, Zwerchfellbruch, Magengeschwür und Darmentzündung sollten *Uddiyana Bandha* nicht üben, ebenso nicht während der Schwangerschaft und der Menstruation.

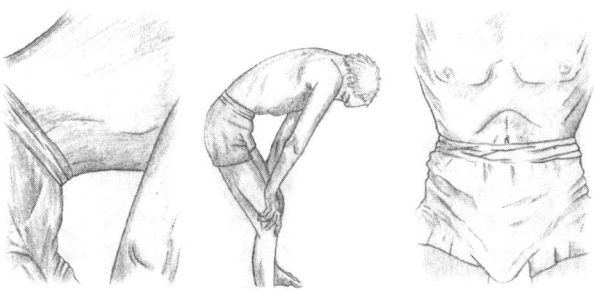

Abbildung 20: *Agni Sara* – Uddiyana Bandha

Und nun die gesamte Übung von Agni Sara

Die komplette Übung beinhaltet die gesamte zweite Stufe (Wurzelverschluss) sowie den Bauchlift, kombiniert in einer einzigen sanften und doch sehr kraftvollen Übung.

Nehmen Sie die gewohnte stehende Ausgangsposition ein. Beginnen Sie in der Ausatmung den Wurzelverschluss zu bilden und die Bauchmuskeln anzuspannen, bis Sie vollständig ausgeatmet haben (wie in der zweiten Stufe erläutert).

Wenn die Bauchmuskeln zum Ende der Ausatmung vollständig kontrahiert sind, praktizieren Sie zusätzlich den Bauchlift (wie vorher beschrieben). Wenn Sie die volle nach innen und oben aufgerichtete Kontraktion der Bauchmuskeln maximal erreicht haben, beginnen Sie sofort mit der kontrollierten flüssigen Auflösung der Spannung in der umgekehrten Reihenfolge so, wie Sie diese aufgebaut haben.

Wie in den beiden Stufen von *Agni Sara* zuvor wird in einer Geschwindigkeit geübt, die in etwa gleich oder etwas langsamer ist als Ihre normale Atemfrequenz. Üben Sie die dritte Stufe in einer Geschwindigkeit, die es erlaubt 5 bis

10 Wiederholungen zu machen, ohne Luft zu schnappen oder sich schwindelig zu fühlen. Ein Richtwert dafür sind drei bis fünf Wiederholungen pro Minute.

Die „Essenz des Feuers" wirkt sehr intensiv, sowohl im physischen als auch im feinstofflichen Sinn. Durch die tiefe Muskelarbeit in Bauch- und Beckenregion zielt *Agni Sara* auf die dortigen inneren Organe und auf die in dieser Region liegenden Energiezentren *(Chakren)*. Nach der esoterischen Anatomie des Yoga liegen hier die drei untersten Chakren: *Manipura-Chakra* im *Solarplexus, Svadisthana-Chakra* unter dem Bauchnabel und das *Muladhara-Chakra* tief im Beckenboden. So arbeiten wir auf dieser Ebene auch mit psychologischen Themen, die u. a. mit Überleben, Fortpflanzung und mit unserem Selbstbewusstsein zu tun haben (siehe Kapitel 7). *Agni Sara* lockert tiefe Blockaden, die durch Furcht, Unsicherheit, Gelüste, Zorn, Hass, Einsamkeit und durch das Gefühl der eigenen Wertlosigkeit entstehen. *Agni Sara* hilft, diese Themen anzugehen, zu balancieren und konstruktiv in unser Leben zu integrieren.

Wie bereits zu Anfang dieses Kapitels erwähnt, wird *Agni Sara* als eine der kraftvollsten Übungen im Yoga betrachtet. Deshalb ist es gut sich dieser Übung mit innerer Achtsamkeit und Respekt zu nähern. Jede Empfindung von Schmerz ist ein Zeichen, die Übung sofort zu stoppen. Achten Sie auf einen regelmäßigen Atemfluss und stimmen Sie Ihre Bewegung so ab, dass Sie weder zu langsam noch zu schnell entsprechend Ihrer persönlichen Kapazität atmen. Seien Sie wachsam und hören Sie gut auf den Körper, aber nehmen Sie auch die Gefühle und Empfindungen wahr, die in Ihnen auftauchen.

Regulieren Sie die Übung nach eigenem Ermessen und Wohlbefinden. Sogar bei regelmäßiger Übung nur einzelner Stufen werden Sie positive Veränderungen an sich wahrnehmen – in Haltung, Verdauung, Ausscheidung und

Abbildung 21: *Agni Sara* – die komplette „Essenz des Feuers"

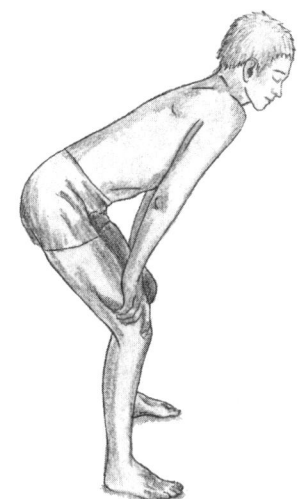

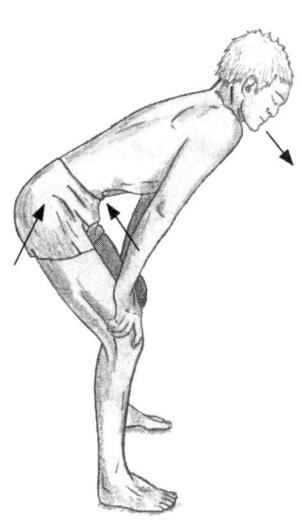

21/1 Standposition

21/2 Wurzelverschluss setzen
Beginn Ausatmung
Kontraktion Bauchmus-
keln unter dem Nabel

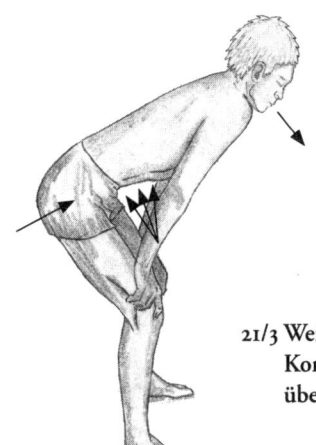

21/3 Weitere Ausatmung
Kontraktion der Bauchmuskeln
über dem Nabel

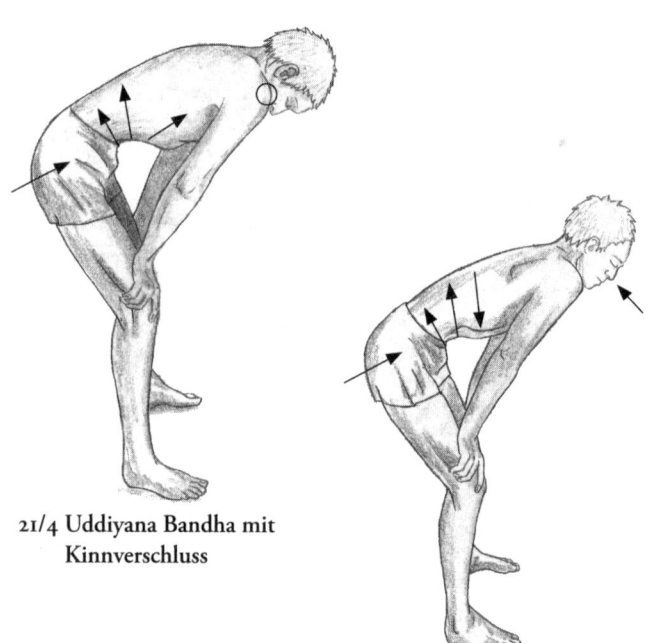

21/4 Uddiyana Bandha mit
Kinnverschluss

21/5 Beginn Einatmung,
Auflösung Kinnverschluss
Enspannung der Bauch-
muskeln über dem Nabel

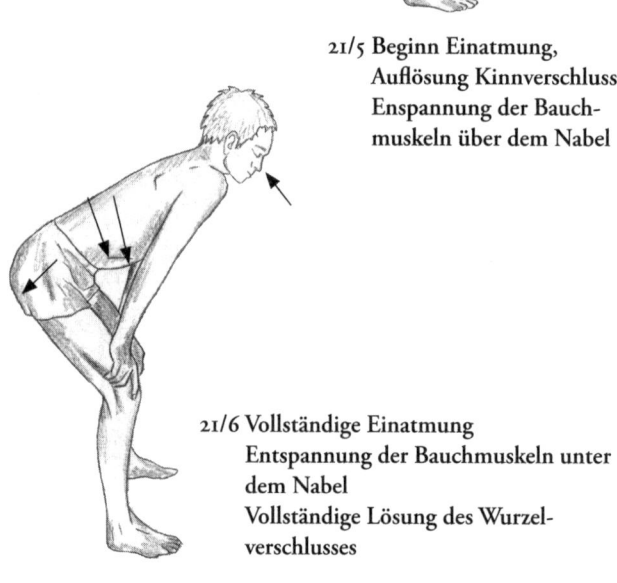

21/6 Vollständige Einatmung
Entspannung der Bauchmuskeln unter
dem Nabel
Vollständige Lösung des Wurzelverschlusses

Ihrem Energieniveau. Außerdem wird der Grundstein für weitere Übungen im *Pranayama* gelegt.

17. Dhauti – die Reinigung des Verdauungstraktes

Shankaprakshalana gehört zur Gruppe von *Dhauti* (Reinigung des Magen-Darmtraktes), und ist im Westen eine relativ bekannte Reinigungstechnik. Verschiedene Yoga-Schulen bieten sie in unterschiedlichen Variationen an. André von Lysebeth beschreibt *Shankaprakshalana* als eine der wesentlichen Übungen des *Kaya Kalpa* – einer yogischen Verjüngungskur, deren Zweck es ist, den Alterungsprozess aufzuhalten. In der christlichen Tradition finden wir diesen schönen Text:

Und Jesus sagte: *„Denkt nicht, dass es ausreicht, wenn Euch der Engel des Wassers nur äußerlich umarmt. Wahrlich, ich sage Euch, die innere Unreinheit ist um vieles größer als die äußere Unreinheit. Und derjenige, der sich äußerlich reinigt, aber innen unrein bleibt, ist wie die Grabstätten, die außen ansehnlich gestrichen sind, aber innen voller grauenerregender Unsauberkeiten und Abscheulichkeiten stecken. So sage ich Euch wahrhaftig, lasst den Engel des Wassers Euch auch innerlich taufen, damit ihr von den vergangenen Sünden frei werdet wie das Sprudeln des Flusses im Sonnenlicht.“*

„Das Friedensevangelium der Essener“,
Dr. E. Bordeaux Szekely, Bruno Martin Verlag

In der Sanskritsprache bedeutet das Wort „*Shanka*“ Muschel, die in ihrem Inneren muschelförmige Gänge und Gewinde besitzt; „*Prakshalana*“ heißt reinigen oder waschen. Die Übung wäscht also die „muschelförmigen“ Gedärme gründlich aus.

Der gesamte Verdauungstrakt vom Mund bis zum After wird dabei gereinigt.

Der volle Übungsumfang wird ersichtlich, wenn man die Anatomie des Verdauungstraktes betrachtet. Seine Länge beträgt zwischen 6,5 und 8 Meter, und umfasst mehrere Hundert Quadratmeter. Zur Aufnahme der Nahrungsbestandteile verfügt die Darmschleimhaut über eine riesige Oberfläche. Die Schleimhaut wirft Falten auf; auf jeder Falte finden sich Tausende fingerähnliche Ausstülpungen (Zotten). Die einzelnen Zotten stülpen nochmals ihre Oberfläche in Form von Mikrozotten aus. Jede Schleimhautzotte enthält eine kleine Schlagader und Vene sowie ein Lymphgefäß.

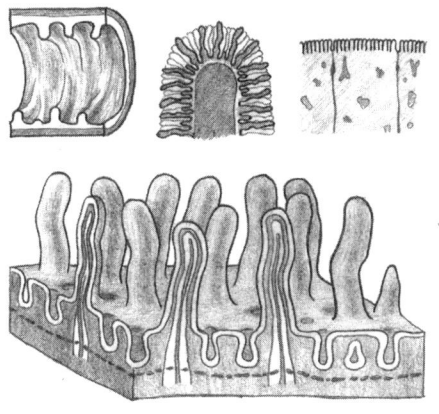

Abbildung 22: Die Anatomie der Darmwand

Wenn sich nun Verkrustungen aus verbliebenen Kotresten zwischen den Zotten befinden, gelangen sie ohne weitere Filterung direkt in die Blutbahn und damit zu allen Zellen des Körpers. Dies führt zu fauligen Gärungen und Reizungen der Darmschleimhaut. Der Darm entwickelt sich zu einer Quelle der ständigen Selbstvergiftung, was den natürlichen Alterungsprozess verstärkt.

Shankaprakshalana spült diese alten Kotreste und Verkrustungen aus dem Darm hinaus. Das Trinken von leicht gesalzenem Wasser (kein Glaubersalz, sondern Kochsalz!) und spezielle *Hatha Yoga*-Übungen bringen die Flüssigkeit auf sanfte Weise durch den gesamten Verdauungstrakt. Die Übungen beinhalten Vorwärts- und Rückwärtsbeugen, Drehübungen und seitliche Beugen, die ständige Druckveränderungen im Körper bewirken. Dadurch wird das Wasser vorangetrieben und die Peristaltik unterstützt.

Das Wasser hat den Geschmack von Tränenflüssigkeit und ist keinesfalls so unangenehm, wie man befürchten könnte. Das Salz hat die Aufgabe, die Kotverkrustungen zu lösen; zudem wird das Wasser vom Körpergewebe nicht aufgenommen. Die Durchführung dauert etwa 1 bis 1,5 Stunden. Die Wassermenge, die Sie zu sich nehmen, wird mit fortschreitender Übungspraxis immer geringer. Ich begann diese Übung mit etwa zehn Gläsern leicht gesalzenem Wasser. Heute reichen mir knapp vier Gläser, um den Ausscheidungsprozess in Gang zu setzen.

Die Übung wird zweimal im Jahr jeweils im Frühling und Herbst durchgeführt. Empfohlen wird, sie an einem warmen, sonnigen Tag in ruhiger und störungsfreier Atmosphäre zu üben. Zielgerichtet sein, ohne Anspannung und Stress, ist eine wichtige Voraussetzung für ein gutes und schnelles Gelingen. Weiterhin ist eine gute Vorbereitung für eine problemlose und schnelle Durchführung von *Shankaprakshalana* entscheidend. In der Woche davor sollte die tägliche Trinkmenge auf mindestens zwei Liter am Tag erhöht werden. Jeweils morgens ist ein Zitronentrunk anzuraten, um sich an den Geschmack des Wassers langsam zu gewöhnen. Am Vortag der großen Darmreinigung wird mittags nur leichte Kost gegessen, das Abendessen fällt aus. Ein *Basti* (Einlauf) am Vorabend ist sehr hilfreich, um festsitzenden Kot zu lösen – *Shankaprakshalana* wird am nächsten Tag dadurch viel einfacher.

Morgens wird das Wasser in einem Topf auf eine Temperatur gebracht, die zwar heiß ist, aber nicht so heiß, dass man sich

Lippen oder Zunge verbrennt. Sehr warmes Wasser hilft dem Verdauungstrakt sich zu entspannen, damit das Wasser leichter hindurchfließen kann. Dem Wasser wird dann die richtige Menge Salz zugeführt und regelmäßig umgerührt. Bei Bedarf kann als geschmackliche Unterstützung jeder Tasse Wasser ein kleiner Tropfen frischen Zitronensaftes hinzugefügt werden, um den ungewohnten salzigen Geschmack zu verbessern. Zudem hat Zitrone eine milde abführende Wirkung, was uns in dieser Übung zugutekommt. Bitte wirklich nur einen kleinen Tropfen des Zitronensaftes nehmen, da im Laufe von *Shankaprakshalana* viel getrunken wird und dies bei empfindlichem Magen zu einer Übersäuerung führen kann. Traditionell wird auf diesen Zitronenzusatz verzichtet, weswegen Sie zunächst auch versuchen sollten, ohne diese Zitronenzugabe mit dem Trinken zu beginnen.

Zunächst werden zwei bis vier Tassen getrunken – so rasch und soviel Sie können. Dann beginnen die Körperübungen, die das Wasser durch den gesamten Verdauungstrakt bringen. Die folgenden Übungen haben sich dafür sehr bewährt. Sie sind dabei schonender für den Körper, insbesondere für Gelenke und Wirbelsäule, als die klassischen Yoga-Haltungen.

Wenn eine Übungssequenz beendet ist, wird das Trinken mit zwei Gläsern wieder aufgenommen. Anschließend wird mit den Übungen weitergemacht. Dieses Wechselspiel erfolgt so lange, bis man das erste Mal zur Toilette gegangen ist. Danach geht alles „wie von selbst" – auch wenn man vorhat, wieder zwei Gläser zu trinken und zu üben, wird man mitten im Prozess schnell auf die Toilette gehen müssen. Zuerst kommt fester Kot, der im Übungsverlauf immer dünnflüssiger und heller wird. Es kann manchmal übel riechen. Daher ist es hilfreich Streichhölzer von Zeit zu Zeit zu entzünden, die die schlechten Gerüche wirkungsvoll neutralisieren. Wichtig ist, nicht zu lange auf der Toilette zu bleiben, sondern rasch entweder zum Trinken oder zum Üben wiederzukommen. Das Übungsende ist erreicht, wenn das klare, getrunkene Wasser genauso klar wieder aus dem Enddarm ausgeschieden wird. Traditionell wird *Shankaprakshalana* mit einer Magenwäsche beendet. Danach ist eine längere Entspannung angesagt.

Üblicherweise wird nach spätestens 45 Minuten in Ghee (Butterschmalz) gedünsteter Reis mit Mung-Linsen zu sich genommen, um die Darmwände auszukleiden. Die Wichtigkeit dieser Mahlzeit wird betont, weil der natürliche Schutzmantel des Darms durch diese Übung zum größten Teil entfernt ist und das Ghee den notwendigen Schutz der Darmwände übernimmt, bis sich der natürliche Schutzmantel neu herangebildet hat. Die Linsen liefern Proteine, der Reis Kohlenhydrate und das Ghee Fett, sodass man nach der anstrengenden Darmreinigung und des eintägigen Nahrungsentzugs neue Energie erhält. Zudem wirkt diese Mahlzeit *Vata*-beruhigend.

Allerdings haben viele Menschen im Westen nicht mehr das notwendige Verdauungsfeuer, solch eine fette Nahrung gut zu verdauen. Die *Shatkarmas* wurden vor Jahrtausenden in Indien „erfunden" – damals waren die Menschen nicht so gut genährt wie heutzutage. Zudem haben Westler normalerweise mehr Körperfett und Reserven als Inder und sind nach diesem Übungs- und Fastentag weniger geschwächt.

Eine ergänzende Alternative ist statt des gedünsteten Reis-Linsen-Gerichtes ein halbtägiges Saftfasten (mit frisch gepressten Fruchtsäften von Orangen, Grapefruits oder mit Gemüsesäften). Die frischen Säfte reinigen zusätzlich die Nieren und der Körper erhält neue Mineralstoffe, Vitamine und Energie. Dafür wird der Saft von acht Orangen und vier Grapefruits verwendet, aufgefüllt mit stillem Wasser auf eine gesamte Trinkmenge von ca. zwei Liter Flüssigkeit. Trinken Sie alle 30 Minuten eine Tasse davon in den nächsten vier Stunden. Wenn Sie starken Durst haben, können Sie zusätzlich Wasser oder helle Kräutertees zu sich nehmen. Trotzdem sollte zunächst die traditionelle Art und Weise von *Shankaprakshalana* erlernt und geübt werden, bevor ein Saftfasten sich anschließt.

Abbildung 23: die vier Yoga-Haltungen für *Shankaprakshalana*

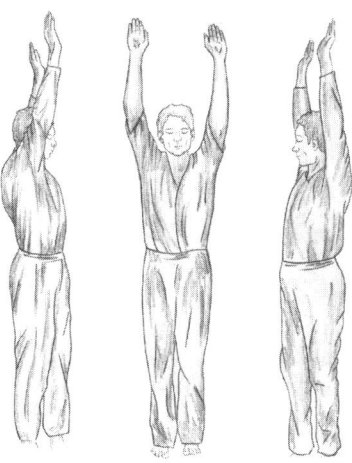

23/1 Den stehenden Körper drehen, die Arme über dem Körper gestreckt halten. 10-mal zu jeder Seite wiederholen. In der Dehnung visualisieren wir, wie das Wasser wie ein Wasserfall im Körper hinabfließt.

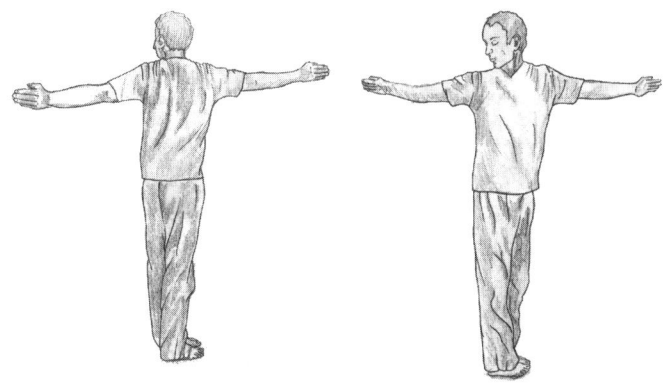

23/2 Den stehenden Körper drehen, die Arme in Schulterhöhe ausgestreckt. 10-mal zu jeder Seite wiederholen.

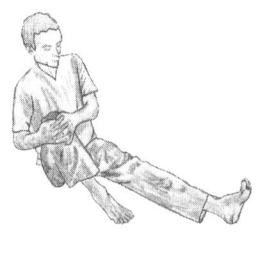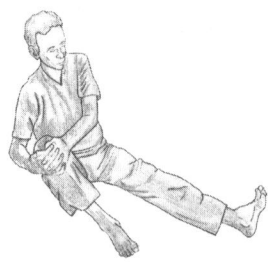

23/3 Kreisende Darmmassage, beginnend mit dem rechten Bein,
tief in den Bauch hinein. Der
Oberkörper ist so aufrecht wie
möglich. Dann mit dem linken
Bein wiederholen; beides 10-
mal.

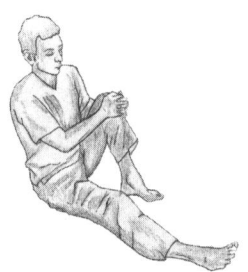

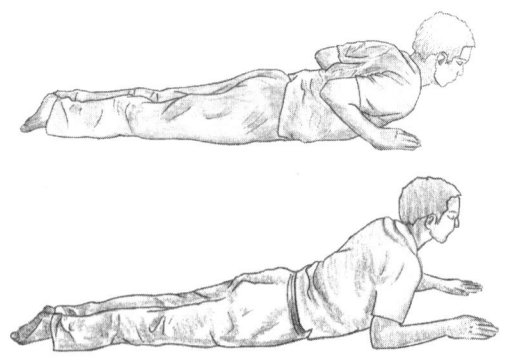

23/4 Kobra-Asana; in dieser Haltung sanft annähernd eine Minute atmen; evtl. kann auch die untere Asana der Sphynx eingenommen
werden. Wichtig ist dabei gut auf seinen Rücken zu achten und
danach ganz kurz in die Haltung des Kindes als Ausgleichs-Asana
zu kommen.

Viel Ruhe ist angesagt, wenn *Shankaprakshalana* vorbei ist – leichte Spaziergänge und Dinge für sich tun, die dem eigenen Wohlbefinden dienen. Am Abend oder am nächsten Morgen kann Lassi getrunken und gedünstete Früchte mit einer Portion Joghurt gegessen werden. In den Tagen danach sollte keine schwere, fette oder blähende Nahrung zu sich genommen werden, ferner sollte u. a. auch Alkohol und Kaffee vermieden werden.

Die Reinigung des Verdauungstraktes stärkt das Immunsystem, das zu 80 % in der Darmwand lokalisiert ist. Der Alterungsprozess wird abgeschwächt, indem Giftstoffe aus dem Körper ausgeschieden werden. Man fühlt sich oftmals leichter und viele Übende nutzen *Shankaprakshalana* als Einstieg für ein längeres Fasten.

Kontraindikationen

Hoher Blutdruck, Herzkrankheiten, Magengeschwüre, Nierenleiden, Personen mit starkem Unter- oder Übergewicht, Essstörungen, Personen in der Rekonvaleszenz, sehr junge oder sehr alte Menschen, Frauen während der Mensis und während der Schwangerschaft.

Die „große Muschel" ist keine Übung, die man aus Büchern erlernt und alleine durchführt. *Ich empfehle sehr, die ersten beiden Male nur unter Anleitung eines erfahrenen Yoga-Lehrers dieses Dhauti durchzuführen.*

18. Trataka – Reinigung für Augen und Nervensystem

„Intensiv schauen mit unverrückbarem Blick auf einen kleinen Punkt bis Tränen ausgeschieden werden, ist bei den
Acharyas (Lehrern) als Trataka bekannt. Trataka rottet alle
Augenkrankheiten, Müdigkeit und Trägheit aus und schließt
die Türen, die diese Probleme hereinlassen. Es sollte sorgsam geheim gehalten werden wie ein goldenes Schatzkäst-
chen."

Hatha Yoga Pradipika, Kapitel 2, Vers 31–32

Von unseren fünf Sinnen – hören, schmecken, tasten,
riechen und sehen – ist der Letztgenannte sehr deutlich aus-
geprägt. Durch das Sehen nehmen wir die Umwelt in domi-
nanter Weise wahr, mit all ihren Gegebenheiten und all ihren
Ablenkungen. In unserer stark visuell geprägten Welt sind wir
mannigfaltigen optischen Reizen ausgesetzt. Hier seien nur die
permanenten Werbebotschaften genannt, die täglich auf uns
einprasseln und den Sehsinn ständig in „Bewegung" halten.
Trataka bringt das Sehen zur „Ruhe" und ermöglicht, ein Objekt in seiner Ganzheit zu erfassen. Die Übung bündelt unsere
Aufmerksamkeit, die leicht in viele Richtungen zersplittert.
Außerdem erhöht sich durch einen internen und externen
Fokus unsere Konzentration. Stress baut sich ab, Augen und
Nervensystem werden gestärkt. *Trataka* ist die feinstofflichste
Übung unter den Shatkarmas.

Ablauf der *Trataka*-Übung:

- Üben Sie in einem abgedunkelten Raum.
- Stellen Sie eine Kerze in Augenhöhe vor sich auf; die Flamme darf nicht flackern oder rußen und sollte ruhig brennen.

Die Entfernung sollte ca. eine Armlänge betragen. Üben Sie vor einem neutralen Hintergrund (wie z. B. eine weiße Wand), um äußere Ablenkungen zu reduzieren.

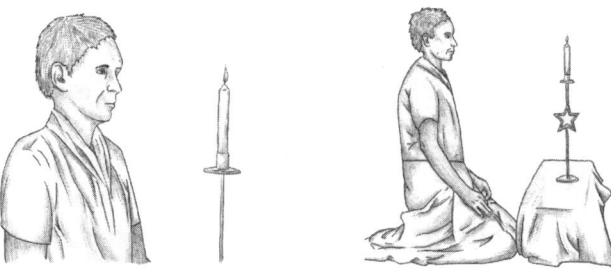

Abbildung 24: *Trataka*

- Legen Sie gegebenenfalls Ihre Brille an einem sicheren Platz ab oder nehmen Sie Ihre Kontaktlinsen heraus.

- Sitzen Sie aufrecht, bequem und stabil, mit geradem Rücken, Nacken und Kopf.

- Führen Sie eine kurze, systematische Entspannung vom Kopf bis zu Ihren Füßen durch und sitzen Sie danach für einige Minuten ruhig und still. Entspannen Sie insbesondere die gesamte Stirn- und Gesichtsmuskulatur.

- Lenken Sie Ihre Aufmerksamkeit nun auf Ihre Atmung. Atmen Sie ruhig und gleichmäßig, ohne größere Pausen zwischen Ein- und Ausatmung. Lassen Sie in der Einatmung ihre Bauchdecke sich nach vorne ausweiten und in der Ausatmung langsam wieder zusammenziehen.

- Wenn Ihr Gedankenfluss ruhig geworden ist, öffnen Sie Ihre Augen und betrachten Sie die Kerzenflamme.

- Schauen Sie – **ohne mit den Augenlidern zu blinzeln** – in den hellsten Punkt der Flamme. Dieser befindet sich knapp über dem Kerzendocht. Der Blick ist vollkommen fokussiert und damit sind Ihre Augäpfel ebenfalls nur auf diesen Punkt ausgerichtet.

- Beginnen Sie Ihre Übungspraxis, indem Sie maximal eine Minute in die Flamme schauen. Vergessen Sie dabei nicht zu atmen. Wenn Sie merken, dass Ihre Konzentration nachlässt, bringen Sie Ihre Aufmerksamkeit sanft zu der Flamme zurück.

- Wenn Ihre Augen beginnen zu tränen, sich müde anzufühlen, oder ein Blinken der Augenlider sich nicht mehr verhindern lässt, schließen Sie sanft Ihre Augen. Nach wenigen Sekunden wird ein ungefähres Abbild der Kerzenflamme vor Ihrem „inneren Auge" erscheinen. Halten Sie Ihre Konzentration auf diese Erscheinung gerichtet und studieren Sie Farbe und Form dieser Flamme, bis sie endgültig verschwindet. Sie ist vielleicht zu Anfang etwas vage und unscharf, aber mit zunehmender Übungspraxis wird ihre Visualisierung immer genauer und konturierter werden.

- Nun reiben Sie Ihre Handflächen aneinander, bis Sie trocken und warm sind, und legen sie dann auf Ihr Gesicht und Ihre Augen.

- Lassen Sie dann Ihre Hände sinken und öffnen Sie behutsam Ihre Augen.

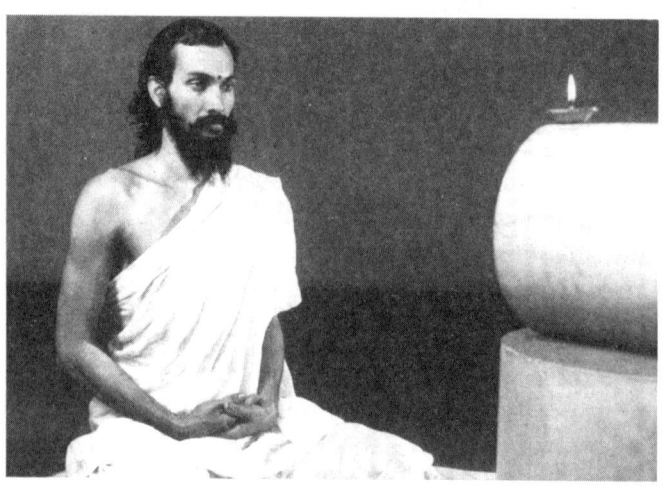

Abbildung 24a: *Trataka*

Gehen Sie anfangs bei dieser Übung nicht über Ihre Grenzen! Vor allem Anfänger tendieren dazu, wesentlich länger als eine Minute in die Kerzenflamme zu starren. Dies ist anfangs zu anstrengend. Machen Sie eine Gewohnheit daraus, die Übung täglich zu üben – Kontinuität ist wichtiger als die zeitliche Länge von *Trataka*. Es ist möglich, so lange zu üben, bis Sie ohne Anstrengung 20 Minuten in die Flamme schauen. Dabei ist ganz natürlich, dass Tränenflüssigkeit austritt.

Wann ist die beste Zeit für diese Reinigungsübung? Grundsätzlich ist jede Tageszeit möglich, am besten aber mit leerem Magen. Empfehlenswert ist frühmorgens zwischen vier und sechs Uhr oder spät abends vor dem Schlafengehen.

Trataka werden eine Reihe von positiven Wirkungen zugeschrieben. Es ist hilfreich bei Depression, Schlaflosigkeit, Angst, bei schlechtem Gedächtnis und schwacher Konzentration. Insbesondere dieser letzte Punkt verdient besondere Beachtung. Jeder hat schon einmal erlebt, dass in einer Unterhaltung unser Gegenüber durch uns „durchsieht". Er schaut uns an, nimmt uns wahr, aber wir spüren trotzdem sehr deutlich, dass er in Gedanken völlig woanders ist. Wenn wir die Kerzenflamme betrachten, begegnen wir dem gleichen Phänomen: die Flamme wird unscharf und „verschwindet", wenn wir mehr auf unsere Gedanken achten als auf das stetige Fokussieren des hellsten Punktes der Flamme.

Das ständige Üben mit *Trataka* hilft uns, auch im täglichen Leben unsere Konzentration auf das Wesentliche zu lenken. Wenn wir lernen unsere mentale Kraft und Energie zu bündeln und gezielt auf *einen* Punkt zu richten, entwickelt sich eine starke Willenskraft und Tatenergie. Dies hilft enorm unser Leben zu bewältigen; *Trataka* bietet dafür eine exzellente Unterstützung.

19. Kapalabhati – die Reinigung der Lungen

Mit *Kapalabhati* können Sie was „Erleben", und das unmittelbar und sehr kraftvoll. Für Menschen, die eine ungeduldige Natur haben, ist dieses *Shatkarma* hervorragend geeignet. Die Übung ist leicht und schnell zu erlernen und macht „wach" – sie hilft uns nach einem anstrengenden Arbeitstag die Müdigkeit und Lethargie leicht von uns abfallen zu lassen. Sie bringt also „verbrauchte Energie sofort zurück". *Kapalabhati* besteht aus einer sehr schnellen, kräftigen Ausatmung, gefolgt von einer passiven Einatmung. Kraftvolle Ausatmungen sind selten in unserem alltäglichen Leben, aber sie kommen vor. Denken wir an die Geburtstagskerzen auf einem Kuchen, die wir auspusten; wenn wir einen Luftballon aufblasen oder wenn wir ein Blasinstrument spielen. Um einen kräftigen Luftstoß aus den Lungen zu erreichen, setzen wir verstärkend die Kraft unserer Bauchmuskeln mit einer gezielten Kontraktion ein. Diese Muskeln gehören zu den stärksten in unserem Körper.

> *„Übe die Aus- und Einatmung, schnell wie der Blasebalg eines Schmiedes. Dies wird Kapalabhati genannt und es zerstört alle Übel des Schleimes."*
>
> Hatha Yoga Pradipika, Kapitel 2, Vers 35

Kapalabhati ist das letzte der sechs *Shatkarmas* und besteht aus den Sanskritwörtern *Kapala*, was „Schädel", und *bhati*, was „scheinend, strahlend oder leuchtend" bedeutet. Diese Übung lässt also den „Schädel leuchten". Entstanden ist dieses schöne Wortspiel aus den positiven Wirkungen dieser Reinigungstechnik:

- Sie reinigt die Luftwege in Nase, Nasennebenhöhlen, und Kehle.
- Sie stimuliert die Bauchorgane und Bauchmuskeln.
- Sie erhöht die Fähigkeit der Lungen Abfallstoffe und Gifte auszuscheiden.
- Sie regt sehr intensiv das Herz-Kreislauf-System an und kräftigt es.
- Sie erhöht den Blutfluss im Lungengewebe wie im ganzen Körper.
- Sie erweckt ein frisches, klares Gefühl im Gesichts- und vorderen Schädelbereich.
- Sie stimuliert den *Solarplexus* und das *Manipura-Chakra*.
- Sie hilft bei der Vorbereitung zur Meditation.

Dieses *Shatkarma* wird im Sitzen ausgeführt. Trotzdem aktiviert es das Herz-Kreislauf-System in einem solchen Ausmaß, dass die Herzfrequenz rapide ansteigt wie ansonsten nur bei kraftvollen Sportarten. Zudem wird Muskelkraft für fortgeschrittene Yoga-Praktiken wie z. B. *Bhastrika* gebildet. *Kapalabhati* vernichtet auch die „Übel des Schleims" – aber wie? Durch die rhythmische An- und Entspannung wird in den Lungen und anderen Organen im Bauchraum *Kapha* (Schleim) frei; dieses angesammelte klebrige Abfallmaterial wird dann ausgeworfen. Somit hat diese Reinigungstechnik einen Säuberungseffekt auf alle zentralen Hohlorgane des Körpers. Es trägt auch zur Bewegung der *Doshas* in Richtung des Verdauungstraktes bei, von wo aus sie dann ausgeschieden werden können.

Aus der Yogi-Perspektive gesehen hat *Kapalabhati* eine Reihe von spirituellen Wirkungen. Die Übung arbeitet im Bereich des Sonnengeflechts und damit des dritten unteren Energiezentrums. *Kapalabhati* unterstützt die Reinigung der *Nadis,* der Energiekanäle im Körper.

Unter den zahlreichen Atemübungen im Yoga liegt hier die Aufmerksamkeit auf der Aus- und nicht auf der Einatmung.

Diese Umkehrung stellt für manche Yoga-Freunde zunächst eine Herausforderung dar, die aber nach kurzem Üben gemeistert wird. Im Vergleich zu anderen *Pranayamas* wirkt diese Reinigungstechnik stark energetisierend, reinigend und Hitze fördernd anstatt beruhigend und kühlend.

Kontraindikationen: Wer sollte Kapalabhati nicht üben?

Dieses *Shatkarma* ist nicht geeignet für Menschen

- mit hohem oder niedrigem Blutdruck
- mit Herz- und Lungenkrankheiten
- mit Zwerchfellbruch und Magengeschwüren
- mit Augenproblemen (wie z. B. Glaukom oder Netzhautablösungen)
- mit Ohrenproblemen (wie z. B. Flüssigkeiten in den Ohren)
- mit leicht blutenden Nasen.

Praktizieren Sie *Kapalabhati* immer auf nüchternen Magen, frühestens drei Stunden nach der letzten Mahlzeit. Stoppen Sie diese Übung sofort, wenn Sie Schmerzen oder Seitenstechen spüren, oder wenn das Gefühl von Schwindel aufkommt. Wenn Sie zu schnell über Ihre Kapazität gehen, wenn Müdigkeit aufkommt, ist der stetige Übungsrhythmus gegebenenfalls nicht aufrechtzuerhalten. Dann müssen Sie einen „Gang zurückschalten".

Kapalabhati ist sehr effektiv, wenn die Bauchmuskeln stark sind. Wenn diese Muskeln kontrahiert werden, bewegt sich der Bauch in Richtung Wirbelsäule; das Zwerchfell wird nach oben in den Brustraum gedrückt und es entsteht Druck auf die Lungen. Daraus resultiert die Ausatmung durch die Nasenlöcher. Daher sind Übungen wie *Agni Sara*, Uddiyana Banda, sowie sonstige den Bauch stärkende Übungen (Beine heben, Crunches) hilfreich, dieses *Shatkarma* zu entwickeln.

- *Übungsablauf:*
  Nehmen Sie eine aufrecht sitzende Position ein, mit geraden Rücken, Nacken und Kopf. Ihre Haltung muss während der

gesamten Übung bequem, stabil und fest sein, weil sonst bei den kraftvollen Ausatmungen leicht das Gleichgewicht verloren wird. Schultern, Hals und Gesicht sind entspannt, der Brustkorb fühlt sich geweitet an. Diese Sitzhaltung ist für die Bauchmuskeln notwendig, um sich komplett zu entspannen. Wenn möglich weiten Sie Ihre Nasenflügel und legen Sie die Zunge an den Gaumen der Mundhöhle.

Benutzen Sie nun Ihre Bauchmuskeln, die aktiv und sehr schnell in Richtung Wirbelsäule eingezogen werden. Sie werden laut und deutlich das Geräusch der Ausatmung hören. Ohne Pause lassen Sie dann die Muskeln sich entspannen und die Bauchdecke passiv wieder in die Ausgangstellung kommen. Nicht aktiv einatmen! Die Einatmung ist völlig passiv und viel geräuschärmer; die vorher verdrängte Luft wird ohne jede Anstrengung wieder eingeatmet. Einzig die Bauchmuskeln bewegen sich, alle anderen Muskeln sind entspannt. Wiederholen Sie so lange, bis Sie sich den Übungsablauf komplett verinnerlicht haben.

Aller Anfang ist schwer, so auch der Beginn dieser eigentlich leicht aussehenden Übung. Anfänger benutzen manchmal nicht nur die Bauchmuskeln, sondern beziehen für diese Übung eher hinderliche Muskelpartien mit ein: Brustkorbmuskeln oder Hals- und Gesichtsmuskeln. Gerne werden auch bei jeder Ausatmung die Schultern hochgezogen. Durch diese Fehler verliert die Ausatmung an Schärfe und Geschwindigkeit.

Beginnen Sie mit langsamer Geschwindigkeit. Wenn Sie sich den langsamen Übungsrhythmus zu eigen gemacht haben, können Sie an Geschwindigkeit zulegen. Ein empfehlenswerter Start ist eine Ausatmung pro Sekunde. Stellen Sie sich auf Augenhöhe einen Wecker mit Sekundenzeiger, sodass Sie den Sekundentakt gut sehen. So werden Sie nicht durch innerliches Zählen abgelenkt.

Machen Sie jede Ausatmung so kurz, kraftvoll und „explosiv" wie möglich, aber ohne Überanstrengung. Wenn

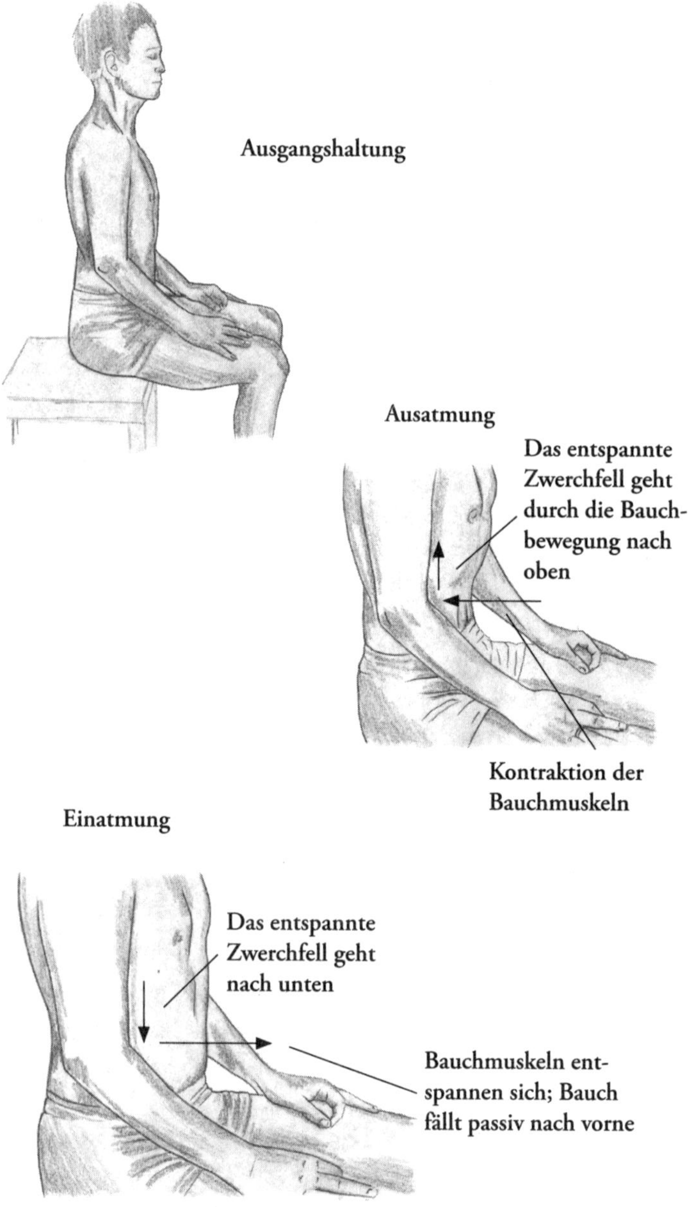

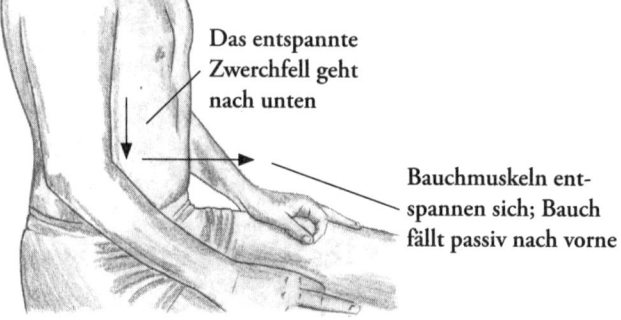

Ausgangshaltung

Ausatmung

Das entspannte
Zwerchfell geht
durch die Bauch-
bewegung nach
oben

Kontraktion der
Bauchmuskeln

Einatmung

Das entspannte
Zwerchfell geht
nach unten

Bauchmuskeln ent-
spannen sich; Bauch
fällt passiv nach vorne

Abbildung 25: *Kapalabhati*

Kapalabhati zum ersten Mal geübt wird, kann es sogar zu einem leichten Muskelkater kommen. Wenn Sie in der Übung aber langsam und stetig fortschreiten, wird diese Phase in wenigen Tagen vorüber sein.

Kapalabhati wird in sogenannten Runden geübt. Beginnen Sie mit 10 bis 15 Wiederholungen (eine Ausatmung pro Sekunde). Am Ende jeder Runde atmen sie tief und sanft ein. Ruhen Sie eine Minute aus und stellen Sie den normalen Atemrhythmus her, bevor die zweite Runde startet, dann wiederum eine Minute Erholung. Nach der dritten und letzten Runde wird *Kapalabhati* mit Nachspüren beendet. Beobachten Sie, ob die Gedanken nach der Übung ruhiger werden. Diese Routine sollten Sie anfangs einmal täglich absolvieren.

Bei regelmäßiger Übung wird die Übungsfrequenz wöchentlich um fünf Ausatmungen je Runde gesteigert, mit maximal zwei Ausatmungen pro Sekunde. Es sollten maximal 120 Wiederholungen je Minute nicht überschritten werden. Wichtiger als Schnelligkeit ist exakte Ausatmung und ein sauberer Übungsrhythmus. Zu schnelle Ausatmungen bergen die Gefahr, dass diese flach werden und das bewegte Luftvolumen reduziert wird. Nehmen Sie sich auch hier die Muße, dieses *Shatkarma* in Ihrer Zeit in Ihrer individuellen Kapazität zu entwickeln.

Wann ist es vorteilhaft, *Kapalabhati* zu üben? Aufgrund seiner sehr anregenden Wirkungen empfehle ich *Kapalabhati* frühmorgens, nach der *Hatha Yoga*-Praxis und vor *Nadi Shodanam* und Meditation. *Kapalabhati* „weckt" auf, und das nicht nur zu Tagesbeginn, sondern auch am späten Nachmittag nach dem wohlverdienten Feierabend. Vor einer systematischen Entspannung ist *Kapalabhati* hilfreich, da es durch seine Aktivierung das „Wegdämmern" und Einschlafen verhindert wird. Aus diesem Grunde ist es natürlich sinnvoll, nicht vor dem Zubettgehen *Kapalabhati* zu üben, da Sie sonst eventuell nicht einschlafen können.

Mein Lehrer Kevin Hoffmann sagte mir einmal einen sehr weisen Satz: „Alex, wenn du als Anfänger 20 Wiederholungen machst, ist es für dich ein großer Fortschritt. Wenn ich 120 Wiederholungen mache, bin ich sehr faul." Selbst eine begrenzte Übungspraxis ist also sehr nutzbringend. Fangen Sie bedächtig an, beobachten Sie und genießen Sie Ihre Fortschritte – und freuen Sie sich, wenn diese Übung Ihnen dabei hilft, „wacher" durchs Leben zu gehen.

20. Nadi Shodanam – wechselseitige Nasenatmung

Immer wieder erstaunt mich, welch positive Wirkungen von dieser einfachen Übung ausgehen. Leichtigkeit, Frische und Ausgeglichenheit sind unmittelbar danach für mich wahrnehmbar. Atem und Geist werden ruhig und gleichmäßig, der Blick weitet sich, Spannung und Stress lösen sich. Diese Übung ist eine gute Möglichkeit, die Welt wieder so zu sehen, wie sie wirklich ist. Ich erschaffe in wenigen Minuten – im positivsten Sinn – eine neue Realität.

Wir denken nicht oft darüber nach, warum die Nase eigentlich zwei Nasenlöcher hat, sprechen eher von der Nase als einer anatomischen Einheit. Die Yogis kennen seit Langem die Besonderheit der zweigeteilten Nase als wichtigen Zugang zum menschlichen Energiesystem. Am linken Nasenloch endet der Hauptenergiestrom *Ida,* am rechten endet *Pingala.* An dieser leicht zugänglichen Stelle können wir mit *Nadi Shodanam* – wechselseitige Nasenatmung – den freien Fluss unserer Lebensenergie fördern und ausgleichen.

> *„Wenn das gesamte System der Energiekanäle (Nadis), welches voller Verschmutzungen ist, gereinigt ist, dann ist der Yogi in der Lage, die Lebensenergie (Prana) zu kontrollieren. Wenn solchermaßen geübt wird, abwechselnd durch das rechte und das linke Nasenloch, werden die gesamten Nadis des Übenden sauber.“*
>
> Hatha Yoga Pradipika, Kapitel 2, Vers 5 und 10

Meistens ist ein Nasenloch aktiver; d. h. der Atem fließt hier freier. Das Nasenloch, das partiell geschlossen ist, wird passives Nasenloch genannt. Alte Yoga-Texte beschreiben, dass bei einem gesunden Menschen in regelmäßigen Abständen (ungefähr 90 bis 120 Minuten) der offenere Zugang von rechts nach links fortlaufend wechselt. Wenn ein Nasenloch längere Zeit konstant geöffnet bleibt, bedeutet dies eine Blockade des Energiestroms im anderen Nasenloch. Dann können Beschwerden und Krankheiten entstehen.

Jedem Nasenloch werden im Energiesystem des Yoga eine besondere Rolle und Eigenschaften zugewiesen; jedes hat einen unterschiedlichen Effekt auf Körper und Geist. Wenn das linke Nasenloch dominant ist, ist *Ida* aktiv; beim rechten Nasenloch ist es *Pingala*. Das rechte Nasenloch aktiviert und wärmt: wenn es dominiert, ist dies hilfreich für Nahrungsaufnahme oder harte körperliche Arbeit. Das linke Nasenloch hat einen empfangenden, kühlenden Einfluss: dies ist nützlich für Zuhören, Lernen, Ruhen und um den Geist und den Körper zu regenerieren. Energie, die durch das rechte Nasenloch hereinströmt, wird der „Sonne" zugeordnet; dem „Mond" hingegen ist das linke Nasenloch zugedacht. Sonne und Mond, männlich und weiblich, rational und intuitiv, zusammenziehend und entspannend, heiß und kalt – diese und weitere Eigenschaften finden sich in der Atmung der Nase, abhängig von Stimmungen, Gedanken, Handlungen, Gewohnheiten, Stress, unserer physischen Haltung u. v. m. Somit ergibt sich für uns die Möglichkeit, an diesem zentralen Ort die momentane Energie wahrzunehmen und zu beeinflussen.

Zuallererst ist *Nadi Shodanam* aber eine effektive Reinigungsübung für das gesamte Energiesystem. Bevor mit fortgeschrittenen *Pranayama*-Übungen begonnen werden kann, müssen die *Nadis* gereinigt sein, da sonst die Konzentration gestört wird und damit die natürliche Bewegung von *Prana* durch den Körper. *Nadi Shodanam* ist eine hervorragende Vorbereitung auf Meditation. Die Übung beruhigt und stärkt das Nervensystem, reduziert effizient Stress und bereitet auf die *Shuhumna*-Atmung vor – eine Atmung, bei der beide Nasenlöcher gleichzeitig geöffnet und aktiv sind. Bei dieser sehr vorteilhaften Atmung ist der mittlere der drei Hauptenergieströme *Shuhumna* geöffnet. In diesem Moment sind Körper und Geist in einem sehr ruhigen Zustand und für innere Beobachtung und Meditation bereit.

- ### *Übungsablauf*

  Nadi Shodanam wird auch wechselseitige Nasenatmung genannt, weil die Atemluft jeweils nur durch ein Nasenloch zu einer Zeit fließt; anschließend folgt der gleiche Vorgang durch das andere Nasenloch.

  Wichtig ist allen Details dieser Technik Beachtung zu schenken.

  Sitzen Sie bequem, mit aufrechtem Kopf, Nacken und Wirbelsäule. Dies kann auf dem Boden mit gekreuzten Beinen, mit gebeugten Knien oder auf einem Stuhl mit flachem Kissen sein.

  Wie oft soll *Nadi Shodanam* geübt werden? Am besten zwei bis dreimal täglich mit leerem oder nur leicht gefülltem Magen. Blase und Darm sollten entleert sein, um unnötige Anspannung und Ablenkung zu vermeiden. Wenn Sie eine komplette *Hatha-Yoga*-Übungsserie üben, folgt die wechselseitige Nasenatmung vor der Meditation.

  Üben Sie nicht bei Fieber oder Kopfschmerzen, wenn Sie Angst haben oder sehr aufgeregt sind. Menschen, die einen Schlaganfall erlitten haben, sollten *Nadi Shodanam* überhaupt nicht ausüben. In all diesen Fällen ist eine systematische Entspannung in der Entspannungshaltung *Shavasana* am Boden zu empfehlen. Gehen Sie wie bei jeder Übung nicht über Ihre Grenzen. Das bedeutet, dass Sie im Rahmen Ihrer individuellen Atemkapazität bleiben, ohne den Atem gewollt zu „strecken" und dabei außer Atem zu kommen. Ihre Atemlänge wird bei zunehmender Übungspraxis langsam zunehmen – das ist normal.

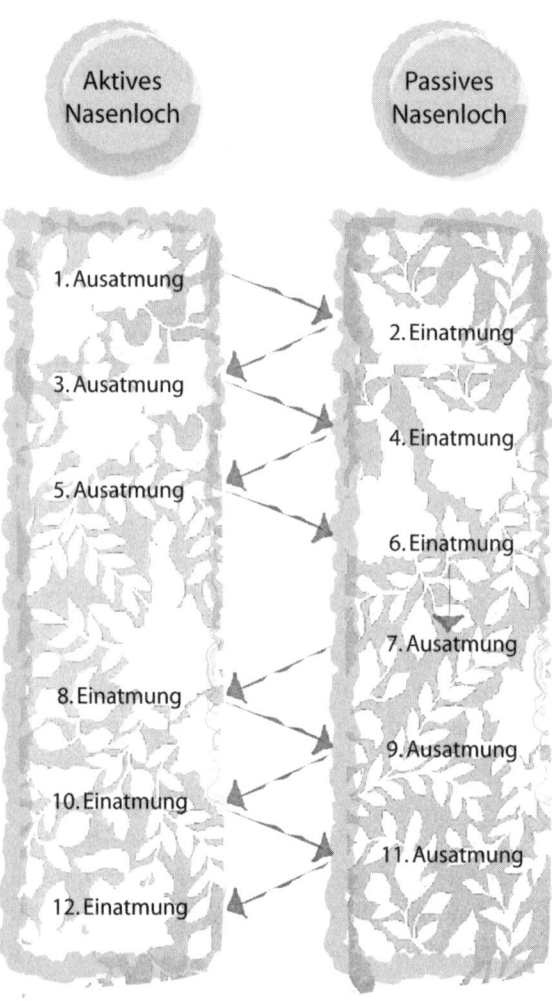

Abbildung 26/1: *Nadi Shodanam* – Ablauf der einfachen Variante

Lenken Sie Ihre Aufmerksamkeit auf Ihre Atmung. Atmen Sie mit dem Zwerchfell und spüren Sie, wie sich in der Einatmung der Bauch sanft nach vorne wölbt und er in der Ausatmung wieder in die Ausgangshaltung zurückgeht. Der Atem ist ruhig und gleichmäßig, mit gleicher Länge von Ein- und Ausatmung, ohne Unregelmäßigkeiten und ohne Pausen. Fühlen Sie den Atem in Ihren Nasenflügeln. In der Einatmung werden Sie einen kühlen, in der Ausatmung einen warmen Luftstrom spüren. Wenn Sie feststellen, dass die Nasenlöcher nicht frei von Blockaden sind, führen Sie die Nasenwäsche mit dem *Neti-Kännchen* durch.

Viele Variationen von *Nadi Shodanam* sind bekannt. Die folgende gehört zu den leichteren Varianten, weshalb wir mit ihr beginnen wollen – sie dauert etwa fünf bis zehn Minuten.

Halten Sie die Achtsamkeit auf die Atmung und Körperhaltung, während Sie die rechte Hand hoch zur Nase bringen und die *Vishnu Mudra* bilden. In dieser Hand- und Fingerhaltung werden Daumen und Ringfinger benutzt, um abwechselnd die Nasenlöcher zu verschließen. Um die Nase zu verschließen, pressen Sie sehr leicht, knapp unter dem Punkt, wo die Nasenknochen zum weichen Gewebe übergehen (wenn es Ihnen angenehm ist, können Zeige- und Mittelfinger zum Abstützen auf das Augenbrauenzentrum gelegt werden).

Prüfen Sie, welches Nasenloch aktiv und welches passiv ist, und folgen Sie diesem Ablauf:

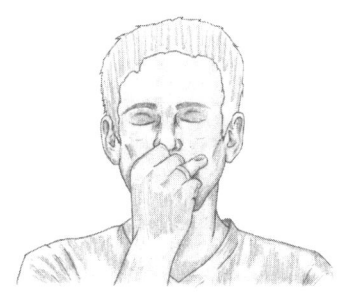

Abbildung 26/2: *Nadi Shodanam* – Handhaltung

- Schließen Sie das passive Nasenloch zum Ende der Einatmung, atmen Sie durch das aktive Nasenloch aus und sagen Sie innerlich zu sich „Eins" (1)
- Schließen Sie das aktive Nasenloch, atmen Sie durch das passive Nasenloch ein (2)
- Schließen Sie das passive Nasenloch zum Ende der Einatmung, atmen Sie durch das aktive Nasenloch aus (3)
- Schließen Sie das aktive Nasenloch zum Ende der Ausatmung, öffnen Sie das passive Nasenloch, und atmen Sie durch das passive Nasenloch zum zweiten Mal ein (4)
- Schließen Sie das passive Nasenloch wieder zum Ende der Einatmung, öffnen Sie das aktive Nasenloch und atmen Sie aus (5)
- Schließen Sie das aktive Nasenloch zum Ende der Ausatmung, öffnen Sie das passive Nasenloch, und atmen Sie durch das passive Nasenloch zum dritten Mal ein (6)
- Dann, das aktive Nasenloch geschlossen haltend atmen Sie durch das passive Nasenloch aus (7)
- Dann öffnen Sie das aktive Nasenloch und atmen ein (8)
- Schließen Sie das aktive Nasenloch zum Ende der Einatmung, öffnen Sie das passive Nasenloch, und atmen Sie aus (9)
- Schließen Sie das passive Nasenloch zum Ende der Ausatmung, öffnen Sie das aktive Nasenloch und atmen Sie durch das aktive Nasenloch zum zweiten Mal ein (10)
- Schließen Sie das aktive Nasenloch zum Ende der Einatmung, öffnen Sie das passive Nasenloch, und atmen Sie aus (11)
- Schließen Sie das passive Nasenloch zum Ende der Ausatmung, öffnen Sie das aktive Nasenloch, und atmen Sie zum dritten Mal ein (12)
- Lösen Sie die Hand von Ihrer Nase und atmen Sie gleichmäßig durch beide Nasenlöcher

Damit ist die erste „Runde" von *Nadi Shodanam* beendet. Wiederholen Sie dies noch zweimal und lassen Sie dann die Übung ruhig ausklingen (oder gehen Sie zur Meditation über). Die wechselseitige Nasenatmung entfaltet ihre besten Wirkungen, wenn sie zwei- bis dreimal täglich praktiziert wird.

Eine Herausforderung ist, die Konzentration während der ganzen Übung nicht zu verlieren und die Gedanken nicht abschweifen zu lassen. Das innerliche Zählen hilft die Konzentration auf die Übung zu halten und Gedanken und Gefühle kommen und gehen zu lassen, ohne sich darin zu verlieren. Die Einpunktigkeit des Geistes wird bei regelmäßiger Übungspraxis größer. Genauso wird die Fähigkeit zunehmen, die Übung ohne Ihre Finger zu machen, die die Nasenlöcher im Rhythmus verschließen und öffnen. Nach einiger Zeit sind Sie in der Lage, nur mit der Konzentration auf Ihre Nasen- und Lungenflügel den Atemfluss zu steuern. Dies ist sehr hilfreich, wenn Sie *Nadi Shodanam* auf belebten Plätzen praktizieren möchten, beispielsweise im Büro, in der U-Bahn, im Lokal oder wo auch immer. Niemand wird Ihnen von außen ansehen, dass Sie gerade eine wichtige Reinigungstechnik üben.

Nadi Shodanam gehört nicht zu den klassischen sechs *Shatkarmas,* ist aber eine unverzichtbare Reinigungstechnik. Bringen Sie die Zeit auf, die wechselseitige Nasenatmung bis in diese letzte Stufe hinein zu perfektionieren – es lohnt sich!

21. Vier Kraft- und Energiequellen des Menschen

Sie konnten bisher in diesem Buch lesen, auf welchen theoretischen und praktischen Grundlagen die Shatkarmas beruhen. Ihre positiven Wirkungen entfalten sich erst bei regelmäßiger Übung. Wir können aber sehr effektiv Reinigungsprozesse im Körper und unser Energieniveau im normalen Alltag unterstützen, ohne zusätzliche Zeit aufzuwenden. Oft sind es die einfachen Dinge, die uns helfen, gesund und fit zu bleiben, denen wir aber leider zu selten Beachtung schenken. Energie- und Kraftquellen, aus denen wir uns in reichem Maße bedienen können, und zwar wann und wie wir wollen. Diese vier Kraftquellen sind dynamisch und sie agieren in permanenter Wechselwirkung miteinander.
Nehmen wir ein Beispiel um diese Interaktion zu veranschaulichen:

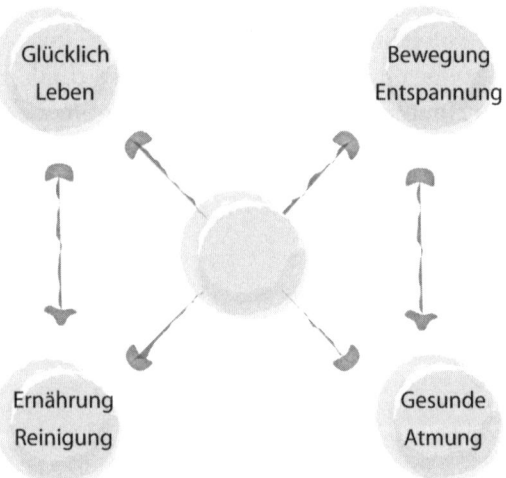

Abbildung 27: Die vier Kraft- und Energiequellen des Menschen

Ich bin sehr aufgeregt und verärgert über eine mir nahestehende Person. Mir ist nicht das erfüllt worden, was ich mir gewünscht und was ich erwartet habe („Glücklich leben"). Mein Stresspegel ist durch ständiges Grübeln so hoch, dass ich vorwiegend sehr schnell und flach atme („Gesunde Atmung"). Dadurch nimmt mein Muskeltonus zu und im Körper beginnen vermehrt Stresshormone zu zirkulieren. Meine Handlungen werden fahriger, die innere Verkrampfung steigert sich („Entspannung/Bewegung"). Meine Achtsamkeit ist so von meinen inneren Stressbildern absorbiert, dass ich mein Essen herunterschlinge (Fast Food), was mir prompt „auf den Magen schlägt" („Ernährung/Reinigung"). Eine einzige tiefe Atemübung oder bewusstes Kontemplieren über die auslösende Situation hätte vielleicht ermöglicht, Abstand und innere Ruhe wieder zu erlangen.

Dies ist ein Beispiel unter vielen. In den folgenden Kapiteln werden die vier Kraft- und Energiequellen ausführlich erläutert. Vielleicht finden Sie Ihre persönlichen Ansatzpunkte um dieses Modell, entsprechend Ihren Bedürfnissen, anzuwenden.

22. Gesunde Ernährung und Reinigung

> „Die Speisen, die das Leben verlängern, die Kraft des Geistes, die Stärke, die Gesundheit, das Wohlbefinden und die Fröhlichkeit zunehmen lassen, sind voller Geschmack, milde, gehaltvoll und befriedigend für das Herz. Diese Speisen werden von Menschen mit klarem (sattvischem) Geist bevorzugt."
>
> Bhagavad Gita, Kapitel 17, Vers 8

Essen ist ein wichtiges Grundbedürfnis des Menschen und notwendig für unser Überleben. Reinigung und Ernährung sind eng miteinander verflochten. Nicht alles was wir zu uns nehmen, kann restlos aufgenommen werden. Das Verdauungssystem muss sich des Überflüssigen entledigen, ansonsten führen unverwertbare Stoffe zu unnötiger Belastung und im schlimmsten Fall zu einer Selbstvergiftung des Organismus. Gesundes Essen unterstützt Reinigungsprozesse in uns wirkungsvoll. Neun goldene Regeln helfen hier:

1. *Seien Sie achtsam beim Essen*

   Unsere Gesellschaft ist schnelllebig und „Fast Food" gehört heute häufig zum täglichen Speiseplan dazu. Abgesehen von der minderwertigen Qualität dieses Essens wird es viel zu schnell gegessen und einfach hinuntergeschlungen. Nebenbei werden viele andere Dinge getan: Fernsehen, Lesen, Gehen, Auto fahren, Arbeiten, usw. – die Liste der möglichen Ablenkungen ist längst nicht vollständig.

   Schenken Sie ihrem Essen ihre gesamte Aufmerksamkeit. Zählen Sie innerlich wie oft Sie kauen. Das erlaubt Ihnen, richtig zu kauen, das Essen zu schmecken und zu beobachten, welchen Einfluss dieser Vorgang auf Sie hat. Die gerichtete Achtsamkeit auf die Nahrungsaufnahme unterstreicht außerdem die Wichtigkeit sich selbst zu nähren.

2. *Entdecken Sie die Langsamkeit beim Essen*

Entspannen Sie sich vor dem Essen. Üben Sie eine Entspannung, oder sitzen Sie mit geschlossenen Augen und nehmen Sie zehn langsame, sanfte Atemzüge. Manche Menschen sprechen vor dem Essen ein Tischgebet – solche Rituale entspannen und zentrieren. Welche Möglichkeiten Sie auch nutzen, Ziel ist eine physische und mentale „Bereitschaft" zu schaffen, mit der Sie eine Mahlzeit zu sich nehmen. Wenn der Atem gleichmäßig ist, fließen die Verdauungssäfte problemlos, die Nahrung wird gut verdaut und besser aufgenommen. Selbst das beste und sorgfältigst zubereitete Essen wirkt nicht nährend, wenn Sie sich in einem schlechten Gemütszustand befinden. Vermeiden Sie zu essen, wenn Sie ärgerlich oder in Eile sind, weil wichtige Dinge auf der Tagesordnung stehen (beispielsweise „Geschäftsessen"). Wenn Nahrung im erregten Zustand aufgenommen wird, verwandelt sie sich im Verdauungssystem nur unvollständig und es können sich Giftstoffe bilden.

3. *Achten Sie auf Ihre Worte*

Emotionen beeinflussen die Verdauung. Achten Sie daher auf Ihre Worte während des Essens. Das Beste ist, schweigend zu essen. So können Sie beim Essen aufmerksam feststellen, wie hungrig Sie wirklich sind, wie Sie sich während des Essens fühlen, wie Sie kauen, wann Sie satt sind und dergleichen.

Schweigend zu essen mag nicht immer möglich sein und ist auch nicht gewünscht, vor allem wenn Sie in Gesellschaft essen und sich gerne unterhalten. Viele Menschen genießen es, in angenehmer Runde zusammenzusitzen und gemeinsam zu essen. Essenszeiten sollten nicht dazu genutzt werden, Konflikte zu lösen oder Geschäfte zu diskutieren. Unterhalten Sie sich am Essenstisch stattdessen über die schönen Dinge des Lebens, sodass die Verdauung nicht von einem stressbedingten Adrenalinstoß gestört wird. Stress leitet die Körperenergie um, und zwar weg von der richtigen Nahrungsaufnahme hin zu einer tendenziellen Kampf- und Fluchtreaktion.

4. *Kauen Sie genug?*

Richtig zu kauen ist der wichtigste Schritt zu Beginn des Verdauungsvorgangs – jeden Bissen 15- bis 20-mal zu kauen bedeutet bereits einen großen Unterschied. Ein gesunder Erwachsener nimmt ungefähr eine halbe Tonne Nahrungsmittel pro Jahr zu sich. Die mechanische Zerkleinerung der Nahrung durch die Zähne erleichtert dem Magen diese ungeheure Arbeitsleistung. Gleichzeitig macht der Speichel in der Mundhöhle die Nahrung gleitfähig (damit „es besser rutscht"). Außerdem beginnen die Verdauungsenzyme im Speichel die chemische Zersetzung der Nahrung.

Da der Magen keine Zähne hat, ist es wichtig, die Nahrung im Mund zu verflüssigen. Gandhi empfahl: „Trinke dein Essen und esse dein Trinken". Mit anderen Worten: Lösen Sie Ihr Essen auf und speicheln Sie bereits flüssige Nahrung nochmals gut ein, damit die Verdauung gut funktioniert. Dies mag ziemlich extrem klingen. Die Wahrheit ist, dass die meisten von uns nicht die Konzentration oder Geduld haben, jeden Bissen gründlich zu kauen.

Aber eine Reihe von Wegen führt uns dahin. Für den Anfang können Sie Essen wählen, für das weniger Kauen erforderlich ist. Rohes Essen erfordert mehr Kauen als gekochtes Essen. Klein geschnittenes oder geraspeltes Essen brauchen Sie weniger zu kauen als „ganzes" Essen. Flüssigkeiten benötigen sehr wenig Zeit im Mund verglichen mit fester Nahrung. Suppen, frisch gepresste Säfte sowie Joghurtgetränke sind nahrhaft und schmecken köstlich.

Wenn Sie gute und reinere Nahrung (z. B. Bio-Gemüse) essen, verbessert gutes Kauen den Geschmackssinn. Stark verarbeitete Nahrungsmittel, die mit künstlichen Geschmacksstoffen und Chemikalien, mit zu viel Salz, Zucker oder schlechten Ölen angereichert sind, schmecken bei gutem Kauen fürchterlich. Die Verbesserung Ihrer Kaugewohnheiten verbessert daher auch die Auswahl und die Qualität Ihrer Nahrung. Altgewohnte Dinge, die einst so lecker waren, können nun eklig schmecken, wenn Ihr Geschmackssinn sich verfeinert. „Fast Food" wird oft in großer Eile gegessen. Kein Wunder! Nur wenige Menschen wären dazu fähig, es auf andere Art und Weise zu sich zu nehmen.

5. *Ist es bereits Essenszeit?!*

Essen Sie nur, wenn Sie hungrig sind und Appetit haben, und zur richtigen Zeit. Der Trick ist genau zu planen, wann Sie essen wollen und im Gedächtnis zu behalten, wann Sie das nächste Mal wieder essen. Wenn Sie z. B. um 8:00 Uhr reichlich frühstücken und um 12:30 Uhr zu Mittag essen, ist die Zeit dazwischen recht kurz.

Sinnvoll ist daher ein leichteres Frühstück zu sich zu nehmen, sodass Sie zur Mittagszeit wieder hungrig sind, was wiederum bedeutet, dass die Verdauungssäfte gut fließen. Körpertyp, Stoffwechsel und Aktivität sind weitere Hinweise. Menschen mit einem schnelleren Stoffwechsel können in der Lage sein, ein reichhaltigeres Frühstück zu sich zu nehmen und haben trotzdem zur Mittagszeit wieder Hunger. Während jemand mit langsamem Stoffwechsel besser beraten ist, nur einen Saft oder Früchte morgens zu essen.

Menschen mit sitzender Tätigkeit werden Essen langsamer verbrennen, und Menschen die körperlich anfordernde Arbeiten verrichten, werden ihr Essen schneller verbrennen. Auch der Einfluss des Wetters spielt eine Rolle. Bei kaltem Wetter beginnt häufig unser Appetit zu wachsen. Zur Frühlingszeit reinigt sich der Körper oft auf natürliche Weise von übermäßigem Schleim aus der Winterzeit und der Appetit

verringert sich. Ein regnerischer Tag kann das Verdauungsfeuer dämpfen, sodass der Appetit abnimmt.

Wenn Ihr Tagesablauf es nicht erlaubt jeden Tag zur gleichen
Zeit zu essen, können diese Prinzipien trotzdem angewendet
werden. Finden Sie heraus, wann es Ihnen möglich ist, ohne
Hast zu essen und wann Sie Ihre reichhaltigste Mahlzeit zu
sich nehmen. An arbeitsreichen Tagen können Sie vielleicht
nur zwei statt drei Mahlzeiten einnehmen. Vergrößern
Sie dann einfach Ihre beiden Mahlzeiten entsprechend.

Bitte denken Sie daran, dass das Verdauungsfeuer zur Mittagszeit (11:00 bis 14:00 Uhr) am stärksten ist – zur selben
Zeit, wo auch die Sonne am höchsten steht. Je weiter der
Tag voranschreitet, umso mehr nimmt das Verdauungsfeuer
ab. Daher ist die Tagesmitte die beste Zeit um die Haupt-
mahlzeit einzunehmen. Eine weitere Empfehlung ist, am
frühen Abend zu essen. Die Abendmahlzeit sollte gegen
19:00 Uhr beendet sein. Die schlechteste Option ist, eine
große Mahlzeit zur Nachtzeit zu essen, kurz vor dem Schlafengehen. Wenn Sie mit vollem Magen schlafen gehen,
dann liegt die Nahrung zu lange in Ihrem Verdauungstrakt
und sie werden groggy und zerschlagen aufwachen.

6. *Keine Zwischenmahlzeiten mehr!*

Bei den meisten Menschen würde sich die Gesundheit entscheidend verbessern, wenn Zwischenmahlzeiten ausfallen
würden. Essen hat zwei Komponenten: Aufnahme – den
Körper zu nähren – und Ausscheidung – also Abfallstoffe zu
beseitigen. Um beides perfekt zu tun, braucht der Körper
zwischen den Mahlzeiten ausreichend Zeit. Wenn Sie essen,
bevor der Körper Zeit hatte, das vorangegangene Essen zu
verdauen, wird die Verdauung des neuen Essens gestört. Die
Reste des vorherigen Essens, die im Körper verblieben sind,
verursachen den Aufbau von Schlacken und Giftstoffen.

Erlauben Sie Ihrem Körper, sich selbst zu reinigen. Damit
verbessert sich die Klarheit des Geistes und es hilft einen

Zustand von Gelassenheit und Gleichmut zu kultivieren. Hunger ist der beste Hinweis, ob der Körper für mehr Nahrung bereit ist. Ein weiterer Nebeneffekt ist, wenn Sie nur bei Hunger essen: das Essen schmeckt besser.

7. Was brauchen Sie in diesem Augenblick?

Beobachten Sie, wonach Sie verlangen. Manchmal verlangen wir genau nach dem, was der Körper braucht; zu anderen Zeiten verlangen wir nach Dingen, die schlecht für uns sind. Wie können wir zwischen diesen beiden Möglichkeiten unterscheiden lernen?

Beobachten Sie bitte was passiert, wenn Sie dem Verlangen von Schokolade nachgeben. Fühlen Sie sich besser oder schlechter? Fühlen Sie sich zufriedener, oder nimmt Ihr Verlangen danach zu? Wenn Sie zufrieden sind, hat der Körper diese spezielle Nahrung gebraucht. Beobachten Sie aber bitte auch die Langzeit-Effekte. Manchmal geht es einem nach der Befriedigung des Bedürfnisses sofort besser, obwohl Schokolade eigentlich „ungesund" ist. Je mehr sich Ihre Gesundheit verbessert und je ausgeglichener Sie werden, desto mehr wird Ihr Körper nach Dingen verlangen, die er wirklich benötigt. Wenn ein starkes Verlangen nach Essen auftaucht, das nicht wertvoll ist, dann wählen Sie eine weniger schädliche Alternative – wie beispielsweise ein Fruchtsalat und Honig anstelle eines Bananen-Splits.

8. *Mit Getränken zurückhalten!*

Trinken Sie während des Essens nicht zu viel. Getränke, und dazu gehört auch Wasser, verdünnen die Verdauungssäfte und erschweren so die Verdauung. Die Zeit zwischen Trinken und Essen variiert von Person zu Person und hängt davon ab, was Sie zu sich genommen haben. Da ist Ausprobieren angesagt! Für manche Menschen ist Trinken 15 Minuten nach und vor dem Essen gut, andere mögen eine halbe Stunde oder mehr brauchen. Einige Getränke beeinträchtigen die Verdauung mehr als andere, weil sie nicht so gut mit der Nahrung harmonieren. Am Besten ist es, nur immer kleine Mengen warmes Wasser zu trinken.

9. *Ruhen Sie nach dem Essen*

Stürzen Sie sich nach dem Essen nicht gleich in anstrengende und hektische Aktivitäten. Wenn möglich, legen Sie sich 5 bis 10 Minuten auf die linke Körperseite. Normalerweise wird dann das rechte Nasenloch aktiv, mehr Luft strömt durch das rechte Nasenloch als durch das linke Nasenloch. Das bedeutet, dass der Parasympathikus aktiv ist – der Teil unseres vegetativen Nervensystems, der mehr für die Regenerierung und Verdauung zuständig ist. Die aufgenommene Nahrung wird effizienter verdaut. Wenn es die Umstände nicht zulassen, dass Sie sich hinlegen können, behelfen Sie sich mit einem Trick: Schlagen Sie das linke Bein über das rechte beim Sitzen. Das rechte Nasenloch sollte dann sofort „aufgehen".

23. Gesunde Atmung – Reinigung des Atems

Atmung spielt eine zentrale Rolle für die physische Gesundheit und das mentale Wohlbefinden. Unser Lebenstempo
ist häufig „atemberaubend" und das kontinuierliche Fließen
unserer Atmung wird nicht bewusst wahrgenommen. Die
„Gewohnheit" der Ein- und Ausatmung ist völlig selbstver-
ständlich, sodass wir den 20.000 bis 25.000 Atemzügen täglich
keine sonderliche Beachtung schenken. Deshalb wollen wir
die Atmung hinsichtlich des Themas Reinigung betrachten.
Gesunde Atmung besitzt mehrere Parameter: sie ist tief, gleichmäßig, ohne Pausen und Unregelmäßigkeiten, mit gleicher
Länge von Ein- und Ausatmung. Wenn wir die Form unserer

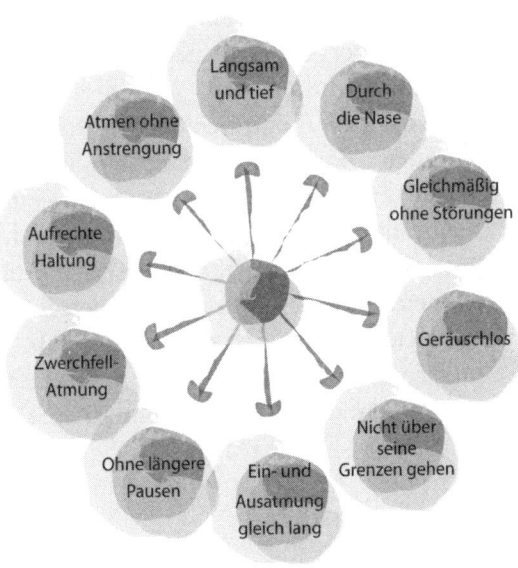

Abbildung 28: Eigenschaften gesunder Atmung

Lungen betrachten, besitzen diese Organe die ungefähre Form einer Kardinalsmütze. Die Lungenspitzen besitzen weniger Lungengewebe als die untere, breitere Basis der Lungenflügel; d. h., wenn wir den unteren Teil des Lungengewebes „belüften", nehmen wir wesentlich mehr Sauerstoff auf, als wenn wir mit den gewebeärmeren Lungenspitzen atmen. Gleichzeitig können wir mehr an Giftstoffen (CO_2 und andere Gase) ausatmen.

Die Lungenspitzen werden vornehmlich in der sogenannten Brustkorbatmung benutzt, vor allem bei Stress, wenn beispielsweise in einer gefährlichen Situation sehr schnell geatmet werden muss. Dabei muss der Stress nicht in dem Sinne „real" sein, als ob uns plötzlich ein Löwe gegenübersteht oder uns jemand mit einer Pistole bedroht. Auch eine rein gefühlte Bedrohung im Büro oder in der vertrauten Familie kann den Atemmodus der Brustkorbatmung auslösen. Wenn wir mehr und mehr in diesem Modus atmen, wird er zur unbewussten Gewohnheit des Körpers. Weder die Versorgung mit Sauerstoff noch der Abtransport der verbrauchten Atemluft erfolgt nach einem effizienten Muster.

Außerdem begünstigt diese Atmung emotionale Aufgeregtheit, Angst, Befürchtungen, Sorgen und Gereiztheit. In der tiefen und regelmäßigen Zwerchfellatmung werden die größeren Lungengewebe beatmet, was zu einer langsamen und tiefen Atmungsfrequenz führt und mental zu mehr Ruhe, Ausgeglichenheit und innerem Frieden. Es erfolgt eine tiefe Reinigung durch den umfassenden Austausch unserer Atemluft.

Folgende Übungen sind hervorragend geeignet, die Zwerchfellatmung zu erlernen: das „Krokodil" und die „Sandsackatmung".

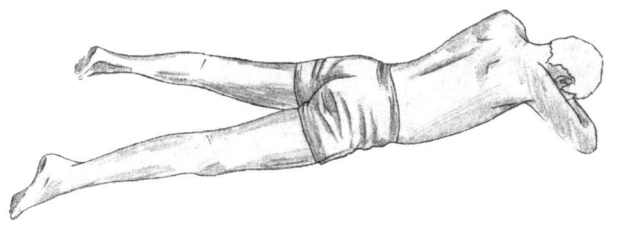

Abbildung 29: Krokodil-Atmung

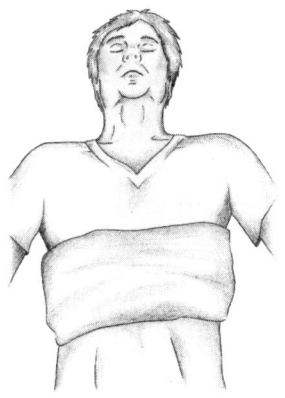

Abbildung 30: Sandsack-Atmung

24. Bewegung und Entspannung

Bewegung und Entspannung bilden keinen Gegensatz, sondern sind im Kontext einer ganzheitlichen Gesundheit als Einheit zu betrachten. Das Leben beinhaltet auf natürliche Weise ein Wechselspiel zwischen Anspannung und Entspannung, von Bewegung und Stille, Arbeit und Muße. Sowohl Bewegung als auch Entspannung sind dynamische Übungen, die auf tiefer Ebene Körper, Geist und Seele wieder verjüngen, stärken und reinigen, wenn sie achtsam, regelmäßig und ohne Extreme durchgeführt werden.

Bei den physischen Körperübungen sind es insbesondere die anstrengenden und schweißtreibenden wie z. B. Jogging oder wildes Tanzen, die hinsichtlich der Reinigung wichtig sind. Zudem helfen sie auf mentaler Ebene, Stress oder Depressionen abzubauen. Der Yogi sieht das Thema Entspannung etwas differenzierter und tiefer. Einfach auf der Couch zu liegen (und womöglich dabei fernsehen), wird nicht als vollwertige Entspannung betrachtet.

Im Yoga werden Entspannungsübungen sowie Meditation als heilend auf allen Ebenen angesehen, insbesondere auf der geistigen Ebene. Unser Geist sieht den Körper als Instrument, mit dessen Hilfe er (der Geist) seine Ziele erreichen kann. So hat er ein starkes Interesse daran, den Körper gut und funktionsfähig zu erhalten. Wenn aber unser Geist geschwächt ist, zersplittert die Achtsamkeit. Er beginnt dann von einem Gedanken zum nächsten zu springen (oder wird durch Faulheit und Langsamkeit träge), was sich negativ auf unser Nerven-, Drüsen- und Verdauungssystem auswirkt. Der Nährboden für körperliche Krankheit ist geschaffen, die jetzt ausbrechen kann.

Wie kann Entspannung helfen? Betrachten wir zunächst die Wirkungen einfacher Entspannung auf unseren Körper und Geist.

- Legen Sie sich mit dem Rücken auf den Boden, ein flaches Kissen unter Ihrem Kopf, die Füße etwa hüftbreit auseinander. Die Achselhöhlen sind frei, die Hände liegen in einer bequemen Distanz vom Körper entfernt, die Handinnenflächen zeigen nach oben.

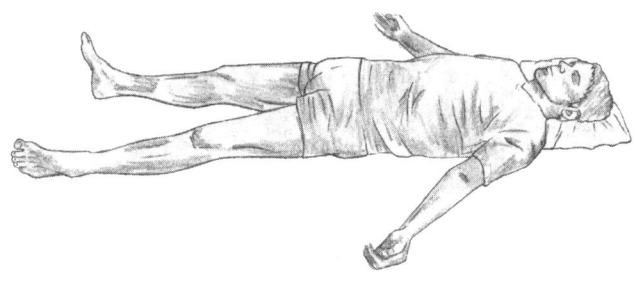

Abbildung 31: *Shavasana* – die Yoga-Entspannungshaltung

- Spannen Sie Ihren ganzen Körper nun an, halten Sie die Anspannung für einige Sekunden und lassen Sie dann alle Spannung gehen. Das erlaubt Ihnen, den Unterschied zwischen An- und Entspannung deutlich wahrzunehmen.

- Lassen Sie nun alle Gedanken gehen, die sich mit dem „Außen" beschäftigen, und nehmen Sie Ihren ganzen Körper wahr, wie er auf dem Boden aufliegt – vom Kopf bis zu den Zehen.

- Bringen Sie nun Ihre Aufmerksamkeit zu dem ruhigen Fließen Ihrer Atmung. Spüren Sie, wie Ihre Bauchdecke sich sanft in der Ein- und Ausatmung hebt und wieder senkt, ohne Pause, ohne Unregelmäßigkeiten, mit gleicher Länge von Ein- und Ausatmung.

- Beginnen Sie nach einigen Atemzügen, Ihre Stirn wahrzunehmen, diese leicht anzuspannen und dann wieder alle

Spannung loszulassen. Zu diesem Zeitpunkt sollten Sie inzwischen einen Eindruck haben, was Entspannung bedeuten kann.

- Jetzt ist der Beginn Ihrer Entspannungsreise gekommen. Entspannen Sie die verschiedenen Punkte in Ihrem Körper, nacheinander und jeder zu seiner Zeit.

- Entspannen Sie den Punkt zwischen Ihren Augenbrauen, die Augen, Gesichtsmuskeln, den Unterkiefer, Hals, die Schultern, Oberarme, Unterarme, Finger, Fingerspitzen, den Brustkorb und die Herzregion, *Solarplexus* usw., bis Sie Ihre Zehen erreicht haben. Dann reisen Sie auf dem umgekehrten Weg wieder zurück, von den Zehen bis hoch zu Ihrer Stirn. Wieder lassen Sie Ihre Achtsamkeit von Punkt zu Punkt in Ihrem Körper wandern, um diese einzeln nacheinander zu entspannen.

Dieser Prozess löst eine tiefe Reinigung im Körper aus. Warum? Damit die Entspannung richtig wirkt, muss der Geist Sie auf dieser Reise bewusst begleiten. Dann sind die Gedanken im Hier und Jetzt, und die fokussierte Aufmerksamkeit ruht nacheinander auf jedem einzelnen kleinen Punkt im Körper. Ihre geistige Kapazität ist nicht auf tausend verschiedene Dinge und Situationen zersplittert, sondern wird effizient gebündelt. Indem Sie kontinuierlich Ihre Reise von einem Körperteil zum nächsten durchführen, geben Sie Ihrem Geist immer wieder einen neuen Konzentrationspunkt.

Andererseits zwingen Sie sich nicht, auf einem Punkt so lange zu verharren, bis die Gedanken wieder „abdriften". Anstatt dass die Gedanken von Hamburg nach Mallorca weggehen, vom letzten Kinofilm zu den Arbeitskollegen, von den Tagesnachrichten hin zum Mars mit irgendwelchen Außerirdischen usw., gehen Sie sanft und systematisch durch Ihren Körper und lassen viel „Unrat" auf der geistigen Ebene hinter sich. Das ist die Wirkung einer systematisch strukturierten Entspannung auf der geistigen Ebene. Wir fühlen uns danach ruhiger und ausgeglichener.

Welche Effekte treten auf der körperlichen Ebene auf? Wir haben bereits das Zusammenspiel von Ernährung und Reinigung kennengelernt. Wenn eine dieser Funktionen aktiv ist, befindet sich die andere in relativer Ruhe. Nach einer Mahlzeit ist z. B. das Verdauungssystem aktiv, während die Nieren und der Darm nahezu passiv sind. Im Schlaf wird unser Reinigungssystem aktiv und das Verdauungssystem ruht. Der Reinigungseffekt wird durch die Entspannungsreise verstärkt. In einer systematisch geführten Entspannung „erwachen" die Organe wieder, indem die einzelnen Punkte durch fokussierte Achtsamkeit energetisiert werden. Sie funktionieren nun entsprechend ihrer natürlichen Aufgabe. Der Körper ist während der Entspannung in einer Art Ruhemodus, und die Reinigungsorgane werden wieder aktiv. So kann es passieren, dass Sie nach der Entspannung gleich zur Toilette gehen können, was Ihnen vorher vielleicht nicht möglich gewesen ist.

25. Glückliches Leben

Zu diesem Thema sind etliche Bestseller geschrieben worden und weitere werden hinzukommen. Das eigene Leben glück- und sinnerfüllt zu gestalten ist zentrales Thema des Menschseins. Da jeder Mensch ein individuelles Lebensziel und Lebensvisionen besitzt, gibt es so viele Definitionen von Lebensglück, wie es Menschen auf der Erde gibt.

Glück ist Leichtigkeit, Energie und Freude am Leben. Aber Hand aufs Herz – sind wir zu jedem Moment und zu jeder Phase unseres Daseins glücklich? Wer und was hindert uns, den angestrebten Zustand zu erreichen? Wie können wir uns vom Unglück „reinigen"?

Das Yoga gibt uns dafür viele Anregungen. Einige habe ich hier aufgeführt. Ich hoffe, es sind solche dabei, die Sie einen Schritt weiter zum Glück bringen.

- *Die Welt als Bühne sehen und sich selbst beobachten*

In den *Shiva Sutras,* die in Felsen in Kaschmir eingemeißelt sind, steht der kurze Satz *Nartaka Atma:* „Das Selbst ist ein Schauspieler".

Betrachten Sie die Welt als Ihre Bühne. Wir sind manchmal Schauspieler, Beleuchter, Regisseur, Zuschauer, Souffleur, Autor und vieles mehr. Wir wechseln Rollen in unserem Leben. Manchmal stehen wir als Nebendarsteller am Bühnenrand, manchmal als Hauptdarsteller mittendrin im Geschehen. Mal gestalten wir unseren Bühnenpart sehr vorbildlich, manchmal improvisieren wir unberechenbar. Mal ist eine Vorstellung erfolgreich, mal bewirft man uns mit Tomaten – das Leben geht trotzdem weiter.

Nehmen Sie sich wichtig, aber nicht **zu** wichtig! Entwickeln Sie Leichtigkeit und Freude, indem Sie nicht alles **zu** ernst nehmen. Geben Sie Ihr Bestes, aber identifizieren Sie sich nicht mit der Rolle, die Sie spielen. Wichtig sind neutrale Beobachtung und Innenschau. Schauen Sie gelassen zu, wie sich das Lebenstheater vor Ihren Augen entfaltet.

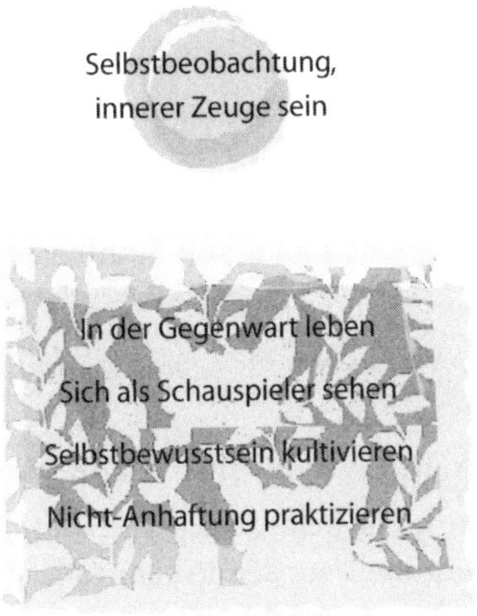

Selbstbeobachtung,
innerer Zeuge sein

In der Gegenwart leben

Sich als Schauspieler sehen

Selbstbewusstsein kultivieren

Nicht-Anhaftung praktizieren

Abbildung 32: Anregungen zum „Glücklichen Leben"

- *Selbstbewusstsein kultivieren*

Im Jahr 2001 traf ich in Indien auf den Yogi *Sri Tapasvi Baba.* Auf der *Maha Kumbha Mela,* mit 70 Millionen Besuchern das größte spirituelle Fest auf der Erde, war er einer unserer Mentoren. Viele Menschen fühlten sich von seiner glücklichen und herzlichen Ausstrahlung angezogen. Auf die Frage, was das Geheimnis dieser Ausstrahlung sei, antwortete er lächelnd: „Ich mag, wer ich bin, und ich mag, was ich tue."

So einfach ist das, und doch ist es für viele Menschen sehr schwer.

Mit ständigen Zweifeln an dem Wert unseres Seins und Handelns schaffen wir uns Stress. Auf der anderen Seite gibt es aber auch einen großen Unterschied zwischen purem Egoismus und gesundem Selbstbewusstsein.

Achtsamkeit für sich selbst zu entwickeln ist der erste Schritt. Reinigen Sie Körper und Geist. Beginnen Sie, auf einen gesunden Körper zu achten, der voller Kraft und Energie ist. *Nauli* und *Agni Sara* sind gut dafür geeignet. Lernen Sie im nächsten Schritt Ihren Geist und Ihre Gedanken zu verstehen und zu trainieren, durch stetiges Lernen, Kontemplieren und Meditieren.

Die bewusste Beschäftigung mit Sinnfragen hilft dabei:

- Wer bin ich?
- Was ist *meine* Vision von *meinem* sinnerfüllten und glücklichen Leben?
- Wie kann ich diese Vision konkret umsetzen?

Dies führt zu mehr Selbstakzeptanz und Selbstbewusstsein – und graduell zu der Erkenntnis, dass wir mehr sind als nur Geist und Körper, sondern dass auch eine spirituelle Wurzel in unserem Menschsein vorhanden ist.

- *Wandel als Chance begrüßen*

Wir alle haben eine bestimmte Meinung, Glauben und Überzeugung, wie die Welt um uns herum auszusehen hat und wie Menschen sich darin zu verhalten haben. Ich bin der (starre) Mittelpunkt des Universums und andere haben sich nach mir zu richten. Mein Ego *(Ahamkara)* und Lebenserfahrung gibt mir das Recht dazu.

Aber Menschen und Situationen wandeln und entwickeln sich. Ob sie sich zum Guten oder Schlechten entwickeln bleibt oftmals verborgen und entzieht sich eines schnell gefassten Urteils. Veränderung ist die einzige Konstante im Universum; nichts ist von Dauer und für die Ewigkeit bestimmt. Wenn wir versuchen uns gegen diesen Wandel zu stemmen, erzeugen wir Druck nach Innen und Außen. Glück bedarf des freien Flusses von Energie.

Kürzlich hat sich ein mir eng befreundetes Ehepaar völlig überraschend getrennt. Diese Beziehung war für mich stets ein positiver Fixstern an *meinem* Beziehungshimmel. Obwohl meine Betroffenheit und mein Mitgefühl groß sind, habe ich – im Gegensatz zu früheren Zeiten meines Lebens – mir keine *Meinung* angemaßt, keine Rat-„Schläge" gegeben und darüber geurteilt, ob einer der beiden im Recht oder im Unrecht ist.

Ich kann zwar Wandel kurzzeitig bedauern, kann ihm aber nichts entgegenstellen. Vertrauen in sich und das Leben zu entwickeln ist wichtiger als vorschnell zu urteilen. Seine Mitte und ruhende Gelassenheit nicht zu verlieren, ist ein streckenweise holperiger Übungsweg, aber er führt uns einen Schritt weiter zum Glück. Nützlich ist, vorgefasste Meinungen über Personen und den Lauf der Welt auf neutrale Art und Weise zu betrachten und gegebenenfalls loszulassen.

- *In diesem kostbaren Augenblick leben*

Ich stehe auf einem Bahnsteig und warte auf den Zug. In meinen Gedanken wandere ich in die Zukunft und sehe die Tür des Waggons vor mir. Ich öffne die Tür, mache einen Schritt – und fall auf die Gleise. Der Zug ist noch gar nicht da.

Ich rappele mich hoch, erklimme den Bahnsteig und warte wieder auf meinen Zug. Erinnerungen steigen in mir auf, und ich sinniere über das, was einmal war – bis ein freundlicher Bahnbeamter mich darauf aufmerksam macht, dass mein Zug längst abgefahren ist. Ein dummes Beispiel?

Sich mit der Vergangenheit zu beschäftigen bedeutet oftmals Verurteilung und Bewertung bereits geschehener Handlungen, die nicht mehr rückgängig zu machen sind. Sorgen und Furcht entstehen aus der gedanklichen Auseinandersetzung mit der Zukunft, einer Zeit, die noch nicht eingetreten ist. Das verursacht Stress auf körperlicher und geistiger Ebene mit all seinen negativen Begleiterscheinungen. Die Vergangenheit ist nur eine Erinnerung, und Fantasien über die Zukunft sind oftmals nur Erinnerungen aus der Vergangenheit, die wir in die Zukunft projizieren.

Unsere Aufmerksamkeit ruht selten *entspannt* im „Hier und Jetzt". Sie bewegt sich meistens verkrampft im „Wenn und Aber". Der gegenwärtige Moment ist die Zeit, der wir uns oft entziehen. Schenken Sie der kleinsten Handlung Ihre volle Aufmerksamkeit – das hilft. Unser Lebenszug rollt in den Bahnhof ein – ob wir im richtigen Augenblick einsteigen, ist unsere Entscheidung.

Immer in der Gegenwart zu agieren, ist schwer. In der Meditation wird dies besonders deutlich. Mir persönlich ist die Konzentration auf das Fließen der Atmung eine wertvolle Hilfe. Dies bedeutet, ich beobachte einerseits die Ein- und Ausatmung und nutze sie gleichzeitig als Anker für die Gegenwart. Ich atme, also bin ich (im Hier und Jetzt).

Eine weitere gute Übung ist *Nadi Shodanam*. Achten Sie darauf, wie oft Sie sich dabei innerlich verzählen. Es ist kaum zu glauben, wie oft man sich innerhalb von zwölf Atemzügen je Übungsrunde verzählen kann, weil man mit seinen Gedanken abschweift.

• *Nicht-Anhaftung üben*

Vor fast 35 Jahren traf ich während meiner Lehrzeit auf einen Handwerksmeister, der kurz vor seiner Pensionierung stand. Freudestrahlend erzählte er mir, dass er dabei war seinen Haushalt aufzulösen, alles zu verkaufen und sich von dem Erlös ein Wohnmobil zu kaufen, mit dem er dann lange durch die USA fahren wollte, denn „Herr Kobs, das letzte Hemd hat keine Taschen".

Vielleicht war es das erste Mal in meinem Leben, dass mir dieser simple Zusammenhang bewusst wurde. Materielles gehört uns nicht. Wir kommen in dieses Leben mit leeren Händen und werden es genauso wieder verlassen. Alles ist hier zu unserem Gebrauch und unserer Freude. Wir sind die Nutznießer, aber keine Eigentümer. Mit einer solchen inneren Haltung die Objekte dieser Welt zu betrachten, wird als Übung der Nicht-Anhaftung *Aparighraha* bezeichnet.

Machen Sie den besten Gebrauch von den Dingen, die Ihnen die Welt bietet. Was es auch ist, benutzen Sie die Dinge als Mittel Ihren Lebenssinn und Lebensaufgabe zu erfüllen. Aber machen Sie sich nicht abhängig davon – haften sie nicht an! Dazu gehört regelmäßiges Reinigen und Entrümpeln sowie sich von Altvertrautem und Geliebtem zu trennen.

Dies bedeutet nicht, ihre Besitztümer zu vernachlässigen. Sie verdienen Pflege und Wertschätzung und sind ein Zeichen Ihres Wohlstandes, aber nicht die Quelle Ihres Glücks allein.

26. Einfache tägliche Reinigungsroutinen

Natürlich bleibt es Ihnen überlassen, welche der Übungen Sie ansprechen und welche Sie ausprobieren möchten. Auch die Zeit, die Sie dafür aufwenden wollen, ist ebenfalls ein wichtiger Faktor. Erlernen Sie aber nicht sämtliche Reinigungstechniken zur gleichen Zeit, sondern immer eine nach der anderen, bis Sie sich in einer Übung sicher fühlen. Erst dann sollten Sie zum nächsten *Shatkarma* übergehen. Eine vielseitige und nicht zu zeitintensive Reinigungsroutine kann wie folgt aussehen:

- Frühmorgens: *Nasenwäsche, Ölspülung, Zungenreinigung, Zähneputzen, Kapalabhati, Nadi Shodanam, Trataka, Meditation, Agni Sara, Nauli*

- Mittags: *Nadi Shodanam, Agni Sara, Nauli, Zähne putzen (nach dem Essen)*

- Spätnachmittags: *Agni Sara, Nauli, Kapalabhati, Entspannung*

- Vor dem Schlafengehen: *Zungenreinigung, Zähneputzen, Nadi Shodanam, Trataka, Meditation, Entspannung*

27. Danksagung

Alle Menschen, die uns auf unserem Lebensweg begleiten, fördern uns und bringen uns weiter – auch wenn das nicht immer bequem ist. So bleibt eine Dankesaufzählung naturgemäß immer unvollständig und so mögen mir diejenigen verzeihen, die ich namentlich an dieser Stelle nicht genannt habe.

Mein besonderer Dank gilt meiner ersten Yoga-Lehrerin Ellen Hammerström, und Helga Steckmann, Gisela und Alfred Stielau-Pallas, Jan-Peter Ohling, Michael Dittmer, Swami Nityananda, Monika Gehle, Gabriel Falk, und meinen herzlichsten Dank an Martina Kobs-Metzger. Ein spezieller Dank ebenso an Dietmar Mitzinger, Leiter der Yoga-Schule Ingradual in Neuss, Bernd Bachmeier von der Yoga-Schule Braunschweig und an Christa-Maria Gerigk vom Mandala-Institut Gifhorn.

Dank an Swami Rama und allen Freunden, Weggefährten und Lehrern des Himalaya Instituts für Yoga-Wissenschaft und Philosophie in Ahrensburg bei Hamburg, in Wiesbaden, New York City, Buffalo und Honesdale, Pennsylvania, USA. Ohne euch wäre mein Leben anders verlaufen, und ich bin euch für die letzten 20 Jahre mehr als dankbar.

An Eva Hagenmüller, die mich über lange Jahre unterstützt und begleitet hat, und nie etwas dafür zurückforderte. Du hast mehr meine Potenziale als meine Schwächen und Fehler gesehen – danke dir dafür. Auch an Kevin Hoffmann, der in mir die Liebe zu *Shatkarma* erweckte. Dank an „Yoga Aktuell", die meine ersten Artikel zu *Shatkarma* veröffentlichten.

Es gibt keine Dankesworte die angemessen genug sind für meine Eltern Ilse und Joachim Kobs, die mich in schwieriger Zeit aufgezogen haben und alles für mich getan haben, was Ihnen möglich war.

28. Zitierte Literatur und weiterführende Quellen

Ajaya, Swami: „Chakren and The Origins of Stress", Dawn Magazine, Vol. 5, Nr. 3, Honesdale, 1985

Bachmeier, Bernd: „Fasten und Yoga – Klarheit für Körper, Seele und Geist", Aurum Verlag, Braunschweig, 1992

Ballentine, Dr. Rudolph/Rama, Swami/Ajaya, Swami, „Yoga and Psychotherapy – the Evolution of Consciousness", Himalayan Institute, Honesdale, 1976

Ballentine, Dr. Rudolph: „Radical Healing", Three Rivers Press

Benner, Prof. Dr. Klaus-Ulrich: „Der Körper des Menschen", Weltbild Verlag, Augsburg 1991

Bhargava, Aruna: „The Secrets of Happiness", Yoga International, Honesdale, Pennsylvania, Ausgabe September/Oktober 1992

Bordeaux Szekely, Dr. E.: „Das Evangelium der Essener", Verlag Bruno Martin, Südergellersen, 1988

Brahmachari, Swami Dhirendra: „Yoga hilft heilen", Hermann Bauer Verlag, Freiburg 1974

Clarke, Dr. John: „The Nasal Cycle – Ancient and Modern Studies of Body-Mind Balancing", Sonderdruck, Yoga International, Honesdale, Pennsylvania 1993

Collier, Dr. med. Renate: „Wie neugeboren durch Darmreinigung", Gräfe und Unzer Verlag, München, 1995

Crenshaw Carol: „To Chew or Not to Chew – Nine Healthy Eating Habits", Yoga International, Honesdale, Pennsylvania, Ausgabe Mai/Juni 1994

Das, Dr. med. Sigrid: „Entgiften und Entschlacken!", Trias/Georg Thieme Verlag, Stuttgart, 1990

Demers, Carrie/Sexton. Shannon: „Ayurvedic Tipps for Reducing Your Toxic Burden", Yoga International, Honesdale, Pennsylvania, Ausgabe Februar/März 2003

Diffenbaugh, Noah Suresh: „Pranic Flow – The Practice of Nadi Shodanam", Yoga International, Honesdale, Pennsylvania, Ausgabe Juni/Juli 1999

Diffenbaugh, Noah: „Skull-Shining – The Practice of Kapalabhati", Yoga International, Honesdale, Pennsylvania, Ausgabe Oktober/November 1999

Grady, Mick: „The Real Fountain of Youth", Yoga International, Honesdale, Pennsylvania, Ausgabe August/September 1997

Hoffman, Kevin: „Balancing Active & Receptive Energies – The Practice of Nadi Shodanam", Sonderdruck Yoga International, Honesdale, Pennsylvania 1993

Hoffman, Kevin: „Solar Power – The Practice of Agni Sara", Sonderdruck Yoga International, Honesdale, Pennsylvania 1992

Jensen, Bernard: „Tissue Cleansing Through Bowel Management", Bernard Jensen Enterprises, Escondido, CA, 1981

Koch, Dr. med. Wolfgang H.: „Mundgeruch – den Kontaktkiller am richtigen Ort bekämpfen", Naturarzt, Königstein, Ausgabe 4/2002

Lippert, Herbert: „Anatomie", Urban & Schwarzenberg, München, 5. Aufl. 1989

Lysebeth, Andre von: „Durch Yoga zum eigenem Selbst", O. W. Barth Verlag, München und Bern 1969

Muktibodhananda, Swami: „Hatha Yoga Pradipika – The Light on Yoga", Bihar School of Yoga, Ganga Darshan, Munger, Bihar, India, 1. Aufl. 1985

Pandit Rajmani Tigunait, „Dialogue", Sonderausgabe Yoga International, Honesdale, Pennsylvania, März 2003

Rama, Swami: „Der Weg des Feuers und des Lichts" (Band 2), Verlag Ganzheitlich Leben, Ahrensburg, 1993

Rama, Swami: „Die Bhagavad Gita", Verlag Ganzheitlich Leben, Ahrensburg, 1992

Rama, Swami: „Exercise Without Movement – Manuel One", Himalayan Publishers, Honesdale, 1984

Rama, Swami: „Ganzheitlich leben – eine praktische Anleitung", Verlag Ganzheitlich Leben, Ahrensburg, 1990

Rama, Swami: „Path of Fire and Light – Advanced Practices of Yoga, Vol.1", Himalayan Institute, Honesdale, Pennsylvania, 1986

Ranade, Subhash: „Ayurveda – Wesen und Methodik", Karl-F. Haug Verlag, Heidelberg, 1994

Rauch, Dr. Erich: „Lehrbuch der Diagnostik und Therapie nach F. X. Mayr", Karl F. Haug Verlag, Heidelberg, 1994

Ravizza, Richard: „Characteristics of Healthy Breathing", Yoga International, Honesdale, September/Oktober 1992

Richter, Isolde: „Lehrbuch für Heilpraktiker", 2. Aufl., Urban & Schwarzenberg, München, 1993

Rodenbeck, Joachim: „Nasenspülung", Bindu – Zeitschrift über Yoga Tantra, Meditation Nr. 1, Hannover, Herbst 1993

Sacharow, Boris: „Das große Geheimnis – die verborgene Seite der Yoga-Übungen", Drei Eichen Verlag, München, 1954

Sivananda, Swami: „Kundalini Yoga", The Divine Life Society, Shivanandanagar, 1935

Sovik, Rolf: „Channel Purification – The First Step in Pranayama", Yoga International, Honesdale, Pennsylvania, Ausgabe Februar/März 1997

Sovik, Rolf: „Keep Your Nose Clean", Yoga International, Honesdale, Pennsylvania, Ausgabe Februar/März 1998

També, Dr. Shri Balaji: „Wasser – Pures Leben", Yoga Aktuell, Ausgabe Juni/Juli, Kempten, 2002

Thomi, Peter: „Das indische Yoga-Lehrbuch", Gheranda-Samhita, Institut für Indologie, Wichtrach, Jahr 1993

Tigunait, Pandit Rajmani: „Waking The Energy of Breath", Living Joyfully, Honesdale, Pennsylvania, Ausgabe April 2004

Tiwari, Maya: „Das große Ayurveda Handbuch", Windpferd Verlag, Aitrang, 1996

Verma, Dr. Vinod: „Ayurveda – der Weg des gesunden Lebens", Heyne Bücher, München, 1996